Aspies e.V., Silke Lipinski

Ein Pinguin unter Störchen

Leben mit Autismus

Aspies e.V., Silke Lipinski

Ein Pinguin unter Störchen

Leben mit Autismus

BALANCE erfahrungen

Vorwort

Die Lebenswirklichkeit von Menschen im Autismus-Spektrum lässt sich mit Diagnosekriterien allein nicht einmal ansatzweise erfassen. Die Autorinnen und Autoren dieses Buches haben einzigartige Geschichten zu erzählen. Dass man ihnen zuhört, ist nicht selbstverständlich.

Die ersten Beschreibungen von autistischen Menschen verfassten Wissenschaftler und später auch Angehörigenorganisationen und es entstanden Autismus-Bilder, die wenig mit der Lebenswirklichkeit von autistischen Menschen zu tun hatten. Erst ab der zweiten Hälfte der 1980er Jahre wurden sich Erwachsene aus dem hochfunktionalen Teil des autistischen Spektrums zunehmend ihrer eigenen Stimme bewusst.

Zunächst im angloamerikanischen Raum begannen sie, selbst ihre Erfahrungen in Aufsätzen und Monografien zu beschreiben. Ab Ende der 1990er Jahre gab es auch im deutschsprachigen Raum erste autobiografische Veröffentlichungen von autistischen Menschen. Sie zeigen sehr deutlich, dass Autismus in erster Linie bedeutet, die Welt anders wahrzunehmen. Ihr Anliegen: In Hinblick auf Denken und Wahrnehmen muss Menschsein insgesamt als ein Spektrum verstanden werden, in dem Autismus seinen Platz hat. Nur diese neurodiverse Sichtweise kann die Grundlage einer sinnvollen Unterstützung, Förderung und Inklusion autistischer Menschen sein. Das bedeutet insbesondere auch, autistische Lebensmodelle und Lebensweisen, von denen auch in diesem Buch berichtet wird, anzuerkennen und als Potenziale zu verstehen.

Als Aspies e.V. 2010 mit dem Buch »Risse im Universum« einen Sammelband von Texten autistischer Menschen herausgab, war das ein Novum. Ein wichtiges Anliegen war damals, ein Forum zu schaffen, in dem autistische Menschen selbst zu Wort kommen. Mit dem Abstand von über zehn Jahren erschien es uns an der Zeit, quasi ein Update einzuholen, nicht zuletzt, um zu sehen, was sich in dieser Zeit verändert hat – und was nicht. Eine Autorin hat auch in diesem Band wieder mitgewirkt.

Im Herbst 2020 riefen die Herausgeber deshalb gemeinsam zur Einsendung von Texten auf, die nicht nur Hürden im Alltag von Menschen im Autismus-Spektrum zeigen, sondern auch Bewältigungsstrategien beschreiben. Die Zahl der eingesendeten Texte war so groß, dass nicht alle Beiträge in den Sammelband aufgenommen werden konnten. Bei der Auswahl war der Leitgedanke, eine möglichst große Bandbreite autistischer Lebenserfahrungen aufzunehmen. Daher spielten Kriterien wie z. B. das Alter der Einsendenden und deren geschilderte Lebenssituationen eine Rolle. Die von uns ausgewählten Beiträge wurden vom Verlag so angenommen und die Autorinnen und Autoren durch das Lektorat unterstützt. Die Auswahl von Titel und Buchcover haben wir ebenfalls gemeinsam vorgenommen.

Auch wenn eine solche Auswahl nicht repräsentativ sein kann, vermittelt sie dennoch ein Bild und eine Vorstellung des autistischen Spektrums, das anderweitig nur schwer zu erhalten ist. Unterschiede werden genauso sichtbar wie Gemeinsamkeiten. Herausforderungen und Lösungen sind individuell und zeigen doch gleichzeitig, was das Erleben vieler Autistinnen und Autisten ausmacht.

Wir danken den Autorinnen und Autoren dieses Buches, dass sie etwas von sich mit den Lesenden teilen, Sandra Kaliga zusätzlich ihre Version des Pinguins, ihre Schrift und die Illustration der kleinen, ramponierten KI. Wir sind der Überzeugung, dass die geteilten Befremdungs- und Entfremdungserfahrungen in der »normalen« Gesellschaft, das gemeinsame Erleben einer Vielzahl von Barrieren im Alltag, die aus der Außenperspektive gar nicht oder nur unzureichend wahrgenommen und angesprochen werden, dabei helfen können, diesen Alltag besser zu bewältigen.

In Deutschland stehen selbst organisierte Selbsthilfegruppen im Zentrum der autistischen Bewegung. Die erste dieser Gruppen wurde Ende der 1990er Jahre in Berlin gegründet, aus ihr ging der Selbsthilfe- und Selbstvertretungsverein Aspies e.V. hervor. Weitere Selbsthilfegruppen folgten in anderen Städten und inzwischen gibt es über hundert solcher Gruppen in Deutschland und die Vernetzung auf europäischer Ebene schreitet voran.

Kaum etwas hat in den letzten zwanzig Jahren vielen autistischen Menschen auf dem holprigen Weg in ein selbstständiges Leben geholfen wie diese selbst organisierten gegenseitigen Unterstützungsgruppen. Hier lernt man im Austausch miteinander den eigenen Autismus kennen, übt sich darin, Barrieren zu identifizieren und zu überwinden, eigene Stärken und Potenziale zu erkennen. Nicht zuletzt helfen positive Vorbilder, die Selbstwahrnehmung zu schärfen und ein positives Selbstbild sowie Selbstbewusstsein zu entwickeln. All dies sind notwendige Voraussetzungen für ein bedeutungsvolles und angemessenes Leben.

In dieser Hinsicht stellen auch diese biografischen Darstellungen eine wertvolle Quelle zum Selbstverständnis von Autismus dar. Sie zeigen, dass der Umgang mit Schwierigkeiten so vielfältig ist wie die Menschen im Spektrum selbst. Wir möchten damit jeder Autistin und jedem Autisten Mut machen, den eigenen Weg zu finden – und alle anderen einladen, die Gemeinsamkeiten wahrzunehmen und die

Unterschiede als Bereicherung für ihr Leben und die Gesellschaft zu sehen.

Silke Lipinski und Aspies e.V.

PS: In jedem Buch gibt es Fehler. Der Verlag, der Verein und ich freuen uns, wenn Lesende uns auf Irrtümer und Lücken hinweisen, damit wir bei einer zweiten Auflage nachbessern können.

Kontakt: pinguinunterstoerchen@gmail.com

Und manchmal nervt er doch!

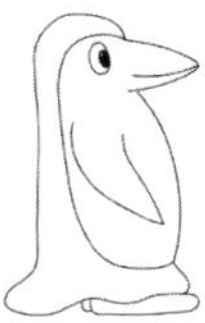

Matthias Frank

Autismus ist für mich ...

... eine Behinderung? Nein.

... eine Einschränkung? Ist eigentlich nur ein Euphemismus für Behinderung. Nein. Obwohl ...

... eine Krankheit? In keinem Fall. Krank bin ich, wenn ich Grippe habe. Oder Krebs.

... eine Störung? Bei Streit zu Hause kann es sein, dass meine Frau zu mir sagt: »Du bist ja so was von gestört!« In diesem Sinn ist mein Autismus keine Störung. »Störung« in der Fachsprache von ICD und DSM kann ich zwar gut akzeptieren, aber »Störung« bleibt mir trotzdem zu defizitorientiert.

... eine Seinsvariante? Das hätte ich gern. Aber es ist nicht so. Autistisch sein ist nicht so was wie schwul sein. Denn homosexuelle

Menschen kämpfen »nur« gegen eine immer noch partiell dumpfe Gesellschaft an. Mit sich selbst können sie heute im Reinen sein. Und genau das ist bei mir eben nicht immer der Fall. Trotz Psychoedukation, trotz Therapie.

Aber ich bin nicht unglücklich. Nein, ich bezeichne mein Leben auch nicht als misslungen. In Schule, Studium und im Job ist mir nie mehr Böses widerfahren als anderen Menschen auch, die nicht zu den Strebern, Meinungsführern, Rampensäuen, Macht- und Karrieregeilen gehören. Meine Beziehung hält seit Jahrzehnten. Wir können miteinander lachen, miteinander heulen – und wir können uns fetzen. Dabei ist schon Porzellan zu Bruch gegangen, einmal auch eine Glastür, und es gab Schweigephasen, die gelegentlich nach Monaten zählten. Daran hat wohl mein Autismus auch einen Anteil. Wir haben trotzdem nicht voneinander gelassen.

Meine Marotten halten sich in Grenzen und ich kann sie augenzwinkernd betrachten: dass ich zum Stressabbau durch die Wohnung hüpfe und dabei das Muster der Fliesen im Flur beachte, dass ich mir selbst Gedichte in Endlosschleife vorsagen kann (manchmal sind es auch Schlagertexte oder Weihnachtslieder an Ostern), dass ich vorwiegend mit dem Löffel esse und meist aus Müslischalen, dass ich gerne auf einem dünnen Futon auf dem Fußboden schlafe, irgendwo in der Wohnung, an wechselnden Orten (und das manchmal auch realisiere), dass ich am liebsten in einer bis auf das Nötigste leeren Wohnung leben würde, weil ich zwar Platz brauche, aber mit allem, was ein Heim angeblich heimelig macht, nichts anfangen kann, weshalb unsere Wohnung ein Kompromiss ist.

Wo, verdammt, ist dann mein Problem?

Ich weiß, dass andere Aspies sich nach Zweisamkeit sehnen und keine Beziehung hinkriegen. Ich weiß, dass viele Ausbildung oder Studium abgebrochen haben, noch mehr nachher in unsicheren Arbeitsverhältnissen zurechtzukommen versuchen, manche es nicht bis zur Rente schaffen. Wenn ich daran denke, was auch bei mir hätte der

Fall sein können, werde ich ganz still und bescheiden. Ja, ich werde da demütig. Ein kleines bisschen kann ich diese Dankbarkeit dem Leben, meinem Leben, dem Schicksal gegenüber auch fühlen. Ich habe viel Glück gehabt.

Wo ist also mein Problem?

Manchmal wäre ich so gern ... wie die anderen: die Neurotypischen, die Normalos. Oder in sachlicher Sprache: In manchen Situationen würde ich mir autismusfreies Agieren, Reagieren wünschen. Beispiele:

Ich bin irgendwo bei einem sozialen Event: Geburtstagsfeier mit vielen Unbekannten, Jubiläum im Verein, Neujahrsempfang bei meiner Gewerkschaft, Weihnachtsfeier irgendwo, wo ich mich ehrenamtlich engagiere. Ich denke schon Tage vorher daran, wie es dort wohl sein wird, auf wen ich treffe, wo ich sitze (falls es feste Plätze gibt), und vor allem: Werden Leute mit mir reden? Werde ich mit Leuten reden können?

Wie lange muss ich mindestens bleiben? Stehe ich – für alle sichtbar – als Außenseiter dumm herum? Achtung: Ich gerate nicht in Panik, ich bin nicht völlig blockiert – ich fühle mich nur unwohl beim Gedanken an das, was mir bevorsteht.

Und beim Event selbst? In drei von zehn Fällen verläuft es gar nicht schlecht, in vier von zehn Fällen ist es noch zum Aushalten (langweilig, aber wenigstens ist das Essen gut!), und in zwei von zehn Fällen verdrücke ich mich, so schnell es geht. Bleibt ein Event, zu dem ich gar nicht erst hingehe. Andere – Freunde, meine Frau – finden weiß Gott nicht jede Veranstaltung dieser Art toll, aber sie denken nicht darüber nach, sie verstehen es, auf den blödesten Feten mit ein bisschen Small Talk zwei, drei Stunden über die Runden zu kommen. Und obwohl Autisten untereinander nicht müde werden zu beteuern, wie doof sie Small Talk finden: Ein bisschen Small Talk würde ich manchmal auch gern können. (Flirten ist übrigens auch so etwas wie Small Talk. Tja, geht halt auch nicht.)

Und ich kriege das mit den Gefühlen nicht hin. Ich kann meine eigenen nicht präzisieren. Ich hasse es, wenn mein Therapeut mitten in der schönen Geschichte, die ich ihm gerade erzähle, fragt: »Und wie haben Sie sich da gefühlt?« Ich kenne »richtig wütend« und ich kenne »supergut«, schon bei »traurig« muss ich überlegen. Alles andere, was sonst zu verbalisieren wäre, geht nur mit Hilfe.

Aber das ist ja noch kein Problem. Problematisch wird es eher, wenn es darum geht, Gefühlslagen anderer Menschen zu erkennen. Tränen kann ich einordnen, besser noch, wenn dazu hörbar geschluchzt wird. Und ich verstehe Lachen, vor allem in Verbindung mit lautem Gekicher. Aber sonst, all die Feinheiten, die man angeblich aus Mimik und Gestik herauslesen kann, die andere gleichsam intuitiv verstehen – ich nehme sie alle nicht wahr. Dabei verstehe ich sie, wenn von ihnen in einem Roman die Rede ist, bzw. ich habe zumindest vordergründig gelernt, was sich hinter den einzelnen Begriffen verbirgt. Außerdem bin ich nicht gefühllos: Bei einem Unfall kann ich klar erkennen, dass jemand Hilfe braucht, und ich kann dann auch handeln, auch noch, wo andere mit ihrem ach so ausgeprägten Empfinden kneifen: »Ach Gott, ich kann da nicht hin, ich kann kein Blut sehen«, »Nee, ich hab Angst, am Ende noch was falsch zu machen«. Solche Ängste kenne ich nicht. Ist das nicht gut? Worüber beklage ich mich schon wieder?

Ich würde gerne manchmal meine Frau von mir aus in den Arm nehmen, nachdem ich erkannt habe, dass sie eine Umarmung braucht. Ich wäre gern – wenigstens manchmal – von mir aus der große Verständnisvolle, dem sie nicht zu sagen braucht: »Hey, mir geht's grade gar nicht gut, drück mich mal ein bisschen!«

Dann ist da noch die Spontanität. Ich kann spontan ins Kino gehen. Bin ich mit meiner Arbeit am frühen Abend gut zu Ende gekommen, dann kriege ich es durchaus hin, innerhalb von Minuten mich für einen Film zu entscheiden, noch ein Brot zu verdrücken – und weg bin ich. Ebenso klappt das mit Spaziergängen, sogar mit Wanderungen: Ich kann sonntags um halb neun beschließen, jetzt gleich zu einer Zwanzig-Kilometer-Tour aufzubrechen. Ich gehe ganz spontan in mein Lieblingscafé, ins Sportstudio, ins Museum. Das Fatale ist nur: Ich kann das am besten allein. Ist da noch jemand beteiligt, geht das mit der Spontanität lange nicht so gut. Und manchmal geht es gar nicht. Was klappt, wenn ich die Absprache sozusagen nur mit mir selbst treffen muss, klappt nicht mehr, wenn andere die Idee an mich herantragen: Da weiß ich am liebsten schon Tage, Wochen vorher, was auf mich zukommt, sehe es täglich im Terminplaner, kann mir vorstellen, wie es sein wird. Ist das nun schlimm? Oder ist das schon wieder so ein Luxusproblemchen?

Ich weiß es nicht, aber ich weiß, dass Freundschaft immer auch eine spontane Seite haben muss, sonst klappt sie nicht so recht: »Nee, den Matthias anrufen, das lohnt nicht, der sagt immer nur ab.« Fehlende Spontanität kann einsam machen. So eine kleine Prise mehr Spontanität, das wäre schon gut.

Ich bin nicht hypersensibel. Ich kann durch volle Supermärkte gehen, ungern zwar, aber ich kriege keine Panikanfälle. Ich halte laute Verkehrsgeräusche aus, sogar vor meinem Arbeitszimmer. Am Schreibtisch kann ich mich recht gut fokussieren, da stört selbst eine Polizei- oder Feuerwehrsirene kaum. Ich habe klitzekleine Einschränkungen im taktilen Bereich, ich mag bestimmte Stoffe nicht, im Gesicht schon gar nicht (Mundschutz!), und Berührungen durch Fremde sind unangenehm.

Was ich gar nicht haben kann, ist helles Licht. Im Freien essen, in der Sonne zusammensitzen, da muss ich passen, weil mir das in den Augen wehtut. Selbst eine Sonnenbrille nützt dann kaum. Und mich mit anderen unterhalten, wenn die Umgebung laut ist, das kriege ich auch nicht wirklich auf die Reihe. Das strengt zuerst ungeheuer an, dann bricht mir die Konzentration weg, es entsteht jenes »Ich will hier weg«-Gefühl, das ich sonst aus komplexeren sozialen Situationen kenne. Trotzdem: Im Ganzen fühle ich mich im Bereich der Reizverarbeitung nicht eingeschränkt.

Aber halt: Gelegentlich wäre es ja doch ganz cool, wenn ich dann, wenn mir jemand mal kumpelhaft auf die Schulter haut, nicht gleich im Kopf so eine Überreaktion hätte: Was tut der da? Wie soll ich reagieren? Zurückhauen? Eher Streichelbewegungen machen? Warum, verdammt, geht das bei mir nicht einfach intuitiv, ohne darüber nachzudenken? Warum spüre ich den Kontakt noch geraume Zeit danach auf der Haut?

Die Liste lässt sich verlängern. Freundschaften aufbauen und halten wäre noch ein Thema, ein Riesenthema. Vielleicht drücke ich mich deshalb davor, darüber zu schreiben. Veränderungen aller Art sind auch schwierig, die Dinge sollen möglichst so laufen, wie es in meinem Planer steht, wie ich es mir im Kopf vorgestellt habe, wie es mit anderen abgesprochen war.

Aber dann wieder sage ich mir: Hey, dir geht es gut. Es gibt tausend Dinge, die dir Spaß im Leben machen. Deine Einschränkungen sind händelbar. Gib's doch zu: So sehr nervt dich dein Autismus gar nicht. Punkt.

Matthias Frank (Pseudonym)

ALTER: *in der Nacherwerbsphase*

GESCHLECHT: *männlich*

WOHNORT ODER REGION DES AUFENTHALTS IN DEUTSCHLAND:

Metropolregion Rhein-Neckar

KINDER BZW. ELTERNSCHAFT: –

AUSBILDUNG ODER BERUF: *Lehrer im beruflichen Schulwesen*

INTERESSENGEBIET, BESCHÄFTIGUNG, SPEZIALINTERESSE:

- Literatur / Theater / Film von Kindheit an übers Studium bis zum Job
- Sprachen und ihr unterschiedliches Funktionieren finde ich faszinierend.
- Konkrete Kunst

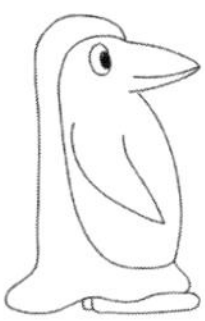

Lost girl's dream

Monika Hildenbrand

Ich weiß ja nicht, ob es nur mir so geht. Aber nach all den Jahren seit Erscheinen von »Risse im Universum«[1] habe ich nicht gerade den Eindruck, dass sich schon sehr viel verbessert hätte, was das Verständnis von Autismus anbelangt, zumindest hier in Deutschland, und ich meine nicht nur das Verständnis für Autismus ganz allgemein, sondern vor allem auch in Bezug auf die »Missing Generation«, die »Lost Girls«[2] und »Spätdiagnostizierten«. Aber vielleicht liegt mein Eindruck ja auch nur daran, dass ich Informationen hierzu eher nur aus dem Internet und einem »sozialen Medium« beziehe.

Das »wunderbare Leben«, das ich mir so sehr erhofft hatte, hat sich bisher auch nur in kleinen Ansätzen verwirklichen lassen. Zumindest aber habe ich erreicht, wie erwartet, dass ich mich mehr und mehr positiv sehen und mich selbst besser verstehen kann. Und mittlerweile können es auch die Menschen, die mir geblieben sind.

All die Ideen, die ich damals, noch vor Erscheinen von »Risse im Universum«, hatte, um das Thema Autismus mehr in das Bewusstsein vor allem von Fachleuten zu bringen und es auch allen am Thema Interessierten zugänglich zu machen, haben sich nicht so verwirklichen lassen, wie ursprünglich gedacht, und so habe ich inzwischen all das, was mir wichtig erschien, auf einer Internetseite[3] zusammengetragen, und mit diesem »Zusammentragen« bin ich auch bis heute noch immer befasst. Meine Tage sind also mehr als ausgefüllt.

Oft wünschte ich sogar, dass ich jeweils noch ein paar Stunden mehr zur Verfügung hätte, so sehr bin ich vor allem mit Lesen beschäftigt: Interessante Beiträge und Artikel zum Thema Autismus[4] finden sich im Internet zuhauf, und auch Bücher, die ich lesen möchte, stapeln sich – entweder tatsächlich »in echt«, weil ich sie schon besorgt habe, oder als »Nicht-vergessen-Notizen«. Es sind nicht nur Bücher zum Thema Autismus, sondern auch zu den Bereichen Psychologie und Ernährung. Und Biografien lese ich gerne.

Nur Zeit zum Schreiben finde ich leider nicht in dem Maße, wie ich es mir eigentlich wünschte.

Auch nicht als »Zeitmillionärin«, die ich zwar bin, weil es mit dem »Sprung« zurück ins Berufsleben nicht geklappt hat, aber den ganzen Tag kann auch ich nicht mit Lesen und Schreiben zubringen, da ich als »Familienfrau« auch noch ein »bisschen Haushalt« zu versorgen habe. Und auch wenn ich sehr darauf bedacht bin, alle Arbeiten so rationell wie möglich zu gestalten, so beanspruchen diese Tätigkeiten doch jeden Tag eine gewisse Zeit, vor allem das Kochen. Ich koche nämlich sehr gerne und lege auch großen Wert auf eine frisch zubereitete warme Mahlzeit am Tag. Und nur ein Tag mit selbst gebackenem Dinkelvollkornbrot ist auch ein guter Tag!

Meine Familie ist leider recht klein geblieben, was ich sehr bedaure, weil so auch mein Sohn zu einem Einzelkind geworden ist und ihm damit wichtige Geschwistererfahrungen fehlen – Erfahrungen, die auf das Leben vorbereiten, weil man mit Geschwistern lernen kann, sich durchzusetzen, sich zu streiten und sich auch wieder zu vertragen, und wenn man Geschwister hat, so ist auch immer jemand da zum Spielen (und Reden), und man erfährt, wie schön es ist, gemeinsam etwas zu erleben und sich später auch gemeinsam daran zu erinnern. Es sind Erfahrungen, die auch mir als Einzelkind fehlen, was mir, je älter ich werde, umso schmerzlicher bewusst wird.[5]

Schon als Kind hatte ich nicht viel Selbstvertrauen und Selbstbewusstsein, dafür aber viele Ängste, und vermutlich auch schon sehr früh eine »soziale Angst«.

Denn immer wieder erfahren zu müssen, dass man Anforderungen, die von der Allgemeinheit als »selbstverständlich« angesehen werden – wie Small Talk, Augenkontakt –, nie so ganz entsprechen kann, macht es sehr schwer, unbefangen und »unverkrampft« am Leben teilzunehmen. Und bei mir kommt – neben allen Autismus-üblichen Beeinträchtigungen – noch mein schlechtes Kurzzeitgedächtnis hinzu, was auch nicht dazu beiträgt, ohne Weiteres in Kontakt zu kommen und auch zu bleiben. Kann ich nämlich nicht schnell genug auf etwas zuvor Gesagtes reagieren, also antworten oder auch fragen, so vergesse ich oft ganz schnell wieder, was ich habe sagen wollen. Platze ich allerdings einfach heraus mit meiner Antwort oder Frage, gelte ich als unhöflich. – Mein schlechtes Kurzzeitgedächtnis hat mich schon oft in unangenehme Situationen gebracht. (Und ich vermute stark, dass ich auch dieses Problem schon als Kind hatte.)

All diese Schwierigkeiten und auch meine »soziale Angst« sind mir aber erst nach und nach bewusst geworden, seit ich mich mit dem Thema Autismus befasse. Sonst hätte ich vielleicht rechtzeitig genug – mit entsprechender fachlicher Unterstützung – »gegensteuern« können, auch was meine sonstigen Ängste anbelangt, wie z. B. meine Höhenangst und meine ausgeprägte Spinnenphobie.

Mit meiner Höhenangst kann ich ja ganz gut leben, weil ich nicht unbedingt »hoch hinaus« muss, aber Spinnenangst ist eine ganz, ganz fiese Angst. Weil man nie weiß, wann es zu einer »Begegnung« kommt, und mich jede Begegnung tagelang in Panik versetzt. (Ich denke, es ist vor allem die Bewegung ihrer Beine, die ich vermutlich aufgrund meiner besonderen »Augen-Gehirn-Verbindung« anders wahrnehme als »Normalsehende«.)

Was ich mir nach wie vor wünsche, auch von Autisten Autisten gegenüber, das wären mehr Achtsamkeit und eine »positive Zugewandtheit«. Und diese »Selbstverständlichkeit«, mit der – von Nicht-Autisten[6] – bestimmt und auch eingefordert wird, wie Autisten sein müssten, was sie können müssten, sollte hinterfragt werden: Muss man denn unbedingt Small Talk können, Augenkontakt halten? Ist mangelnde »Redefähigkeit« denn automatisch auch ein Zeichen für mangelnde Intelligenz?

Wäre ich ein Autofahrer, so könnte ich mich ganz gut als einen kleinen 500er Fiat (oder Mini) beschreiben, der auch auf den »Lebensstraßen« unterwegs ist, zwangsläufig sein muss. Und der sich eigentlich sehr wohlfühlen könnte, auch wenn er recht klein ist und nicht besonders schnell fahren kann, der aber fährt, so gut er kann, und wenn es sein muss, auch so schnell er kann. Aber auch wenn er sich noch so sehr anstrengt und auch wenn man ihn noch so sehr dazu drängen wollte, so wird er nie mithalten können mit all den »Großen«, den Audi-, BMW-, Porschefahrern usw. Aber Audi-, BMW- und Porschefahrer können den Fuß vom Gaspedal nehmen und langsamer fahren, wenn ein kleiner Fiat mit ihnen unterwegs ist und auch am gemeinsamen Fahren (sprich: Leben) teilnehmen möchte. Und bestimmt könnten sie am Ende sogar noch feststellen, wie gut es tut, etwas langsamer – und damit auch achtsamer – unterwegs zu sein.

Monika Hildenbrand

ALTER: *62*

GESCHLECHT: *weiblich*

WOHNORT ODER REGION: *Reutlingen*

KINDER BZW. ELTERNSCHAFT: *verheiratet, 1 Sohn*

AUSBILDUNG ODER BERUF: *Dipl.-Betriebswirtin (FH); nicht berufstätig*

INTERESSENGEBIET, BESCHÄFTIGUNG, SPEZIALINTERESSE: *Medizin, Neurologie, Psychologie; insbesondere im Zusammenhang mit Autismus*

1 So heißt der erste Band mit Erfahrungsberichten von Aspies e.V. Er erschien 2010, ich hatte mich unter dem Pseudonym Candle beteiligt.

2 Bezieht sich auf zwei Beiträge von spectrumnews.org: spectrumnews.org/features/deep-dive/the-missing-generation und spectrumnews.org/features/deep-dive/the-lost-girls.

3 Ganz bewusst habe ich mich für ein kostenloses Zurverfügungstellen entschieden, denn nicht jeder kann Bücher kaufen oder Zeitschriften abonnieren (... und im Internet surfen). Die Internetseite heißt: NLSetc.de.

4 Es sind vorrangig Beiträge und Artikel in englischer Sprache, und – vorbehaltlich dessen, dass ich vielleicht nicht gut informiert bin – so würde ich mir im deutschsprachigen Bereich mehr Engagement wünschen, vor allem von Fachleuten.

5 Vielleicht habe ich mich deshalb schon früh in »Tagträumen« verloren, als Ersatz für fehlende »echte Kontakte«.

6 Nicht-Autist (oder auch »neurotypischer Mensch«): Diesen Begriff habe ich der Einfachheit halber gewählt, auch wenn er sehr umstritten ist, ich weiß; er ist keineswegs abwertend gemeint.

Meine Schwäche zur Stärke gemacht

Jana Michel

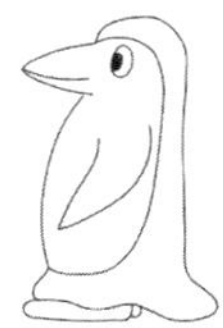

Wann hatte ich das erste Mal in meinem Leben das Gefühl, dass etwas mit mir nicht stimmt? Ich war etwa vier Jahre alt und saß zu Hause mit meiner Familie am Küchentisch. Wir aßen zu Abend. Plötzlich wurde mir merkwürdig übel und ich fühlte mich ganz elend und fremd. Ich hatte das Gefühl, ganz und gar aus trockenem Sand zu sein. Ein leichter Wind höhlte mich langsam, aber stetig aus. Es hätte nicht viel gefehlt und ich hätte mich vollständig aufgelöst und wäre verschwunden. Ich hatte Heimweh! Die Menschen um mich herum waren mir fremd, die Umgebung schien merkwürdig in die Ferne gerückt und dahinter lag die Ahnung, du passt hier nicht rein.

Dieses Gefühl überkam mich noch oft im Kreis meiner Familie und Freunde. Ich spürte keine Verbindung und nahm doch die ihre wahr. Ich wusste, dass ich empfinden sollte, was sie empfanden.

Denn wenn ich mich hier nicht wohl, sicher und verstanden fühlte, wo dann?!

Die schlimmen Schübe sind weniger geworden, aber eine tiefe Sehnsucht ist geblieben. Das Heimweh nach Nirgendwo. Wrong-Planet-Syndrom beschreibt dieses Lebensgefühl tatsächlich ganz gut. Ich sehne mich nach meinem Heimat-Planeten. Nur ist das ein Ort, den ich nicht kenne, ein Ort, den es nicht gibt, eine schillernde Fata Morgana.

Ich bin 38 Jahre alt, Asperger-Autistin und habe noch keine Heimat oder etwas annähernd Vergleichbares in der Welt da draußen gefunden. Aber mein innerer Hafen ist unendlich weit, bunt, uneinnehmbar und einfach spektakulär! So spektakulär, dass mir die neuronormative Welt oft ganz fad erscheint und nur wenig Anreize bietet, mich anzupassen. Ich habe gelernt, dass mein System zum Problem auch die Lösung liefert, wenn ich mir nur selbst vertraue. Jede Medaille hat zwei Seiten, jeder Part sein Gegenstück oder wie Albert Einstein feststellte: »Inmitten der Schwierigkeit liegt die Möglichkeit.«

Gefräßige Sinne, eine ausgeprägte Sensibilität, ein beeindruckender IQ und die Fähigkeit, komplexe Muster und Zusammenhänge zu erkennen, mögen mich oft überfordern mit ihrer unstillbaren Gier nach Information. Aber sie sind auch der Schlüssel zu ungewöhnlichen Leistungen. Ich bewege mich tatsächlich vollkommen unauffällig durch die neuronormative Welt. Dank meines speziellen Interessengebiets: der Mensch. Schon als ich ein kleines Kind war, stand ich verwundert da und staunte darüber, wie diese Wesen sich gaben, miteinander kommunizierten, mit welcher Selbstverständlichkeit und Mühelosigkeit. Mich trieb nur eine Frage um: Wie funktioniert der Mensch? Ich verschlang unzählige Bücher und Filme über Freundschaft, Liebe und Verrat. Hier fiel es mir leicht, mich einzufühlen. Die Figuren waren bei aller Komplexität doch Prototypen. Viele Reize und Informationen, die im realen Umgang mit Menschen überforderten, fielen hier weg und erlaubten mir eine klare Sicht.

In Rollenspielen mit Freunden, echten und imaginären, übte ich immer wieder zwischenmenschliche Situationen, Zwiegespräche und Konflikte, ahmte Gesten und Mimik nach. Ich speicherte bestimmte Sätze und Floskeln ab, die mir sehr treffend vorkamen, um sie in einer ähnlichen Situation parat zu haben. Das Prinzip des kindlichen Spiels: fake it until you make it. Das funktioniert bis heute ganz hervorragend. Inzwischen sind mein Repertoire und meine Erfahrungen so gewachsen, dass ich mich sehr sicher in zwischenmenschlichen Situationen bewege und keine Angst mehr habe vor Unvorhersehbarem.

Meine Faszination für den Menschen treibt mich bis heute an. Ich habe erfolgreich eine psychotherapeutische Ausbildung abgeschlossen, die mir alles abverlangt hat. Meine Freunde kommen mit zwischenmenschlichen Problemen gern zu mir. Allerdings: Weder die Ausbilder damals noch meine Freunde heute wissen, dass sie mit einer Autistin sprechen. Gern wäre ich vollkommen offen und ehrlich. Aber wäre die Ausbildung mit Diagnose möglich gewesen? Kämen meine Freunde mit ihren Problemen weiterhin ohne zu zögern zu mir? Der innere Konflikt bleibt. Aber auch die Hoffnung, Mut und Kraft zu finden, mich in Zukunft auch als Asperger-Autistin mit Selbstvertrauen vorstellen zu können. Denn ich bin stolz auf sie. Sie hat so viel erreicht, allein beruflich. Sie war schon leitende Galerie-Assistentin und Storemanagerin und arbeitet heute als Recherche-Redakteurin beim Fernsehen. Für mich noch vor zwanzig Jahren undenkbar. Damals haben mich schon kurze, aber notwendige Telefonate, die sich nicht mehr aufschieben ließen, in unerträgliche Panik versetzt, genauso wie unbekannte Orte.

Ich habe die Erfahrung gemacht, dass »seine Schwäche zur Stärke machen« nicht nur eine hohle Phrase ist. Es ist ein unbeschreiblich schönes Gefühl, sich weiterentwickelt zu haben.

Der Preis dafür war und ist hoch. Die autistischen Abweichungen von der Norm auszugleichen, bedeutet tägliches Training. Täglich

Grenzen überwinden, Bedürfnisse kompensieren und ausreichend regenerieren. Es ist wie mit Muskeln. Wenn du täglich trainierst, bist du irgendwann so fit und flexibel, dass auch wenig Aufwand am Tag reicht, um den Status zu halten – aber wenn du dich einmal längere Zeit nicht bemühst, fällst du auch sehr schnell wieder zurück.

Wenn mir alles zu viel wird und die Bewältigungsmechanismen nicht mehr greifen, hilft nur noch Rückzug. Je länger diese Isolation anhält, umso »autistischer« werde ich wieder. Aber ich weiß inzwischen, dass ich auf meine Fähigkeiten vertrauen und mich entspannen kann. Nach vielen Jahren des Leidens habe ich ein ganz passables Gleichgewicht gefunden. Ich kann meinem Bedürfnis nach Ruhe und Regeneration entsprechen, weiß, dass ich nicht in jeder Situation funktionieren muss, erkenne aber auch die Momente im Leben, in denen es sich lohnt zu kämpfen, weil ich sonst etwas verpasse, das ich gern erleben möchte.

Dass das inzwischen so gut klappt, schreibe ich auch einer autistischen Fähigkeit zu, nämlich der, nicht lügen zu können. Autisten spüren enormen Stress, wenn sie lügen. Wenn etwas behauptet werden soll, das einfach nicht so ist. Doch diese Eigenschaft, die im zwischenmenschlichen Miteinander der Neuronormativen sehr hinderlich ist, birgt einen wahren Schatz: Ich kann auch mich selbst nicht belügen. Ich bin gezwungen, ziemlich klar zu sehen, wer ich bin, was ich kann, was ich will und brauche.

Vielleicht ist das auch der Grund für die dünn gesäten Liebesbeziehungen. Denn sind wir mal ehrlich: Viele Beziehungen entstehen aus gesellschaftlichem Zwang, Komplexen, egozentrischen Bedürfnissen. Wie viele Menschen, die in einer Beziehung sind, haben tatsächlich das tiefe Bedürfnis, ihr Leben mit diesem anderen Menschen zu teilen? Ich glaube an die Liebe, ich glaube an tiefe, intensive Gefühle der Zuneigung. Ich weiß, dass ich viel Liebe zu geben habe und wie sie sich anfühlt. Aber ich weiß auch, wie schwer es ist, einen Partner zu finden, dem man ehrlich, authentisch und auf Augenhöhe begegnet. Gesellschaftlicher Status und Norm sind mir gleichgültig, ich habe kein Ego, das jemanden nur braucht, um Bestätigung zu bekommen. Also wer sind die anderen, mir zu sagen, ich könne nicht lieben? Weil ich mir keine Verliebtheit einreden kann, wo nur Erregtheit oder Aufgeregtheit ist? Weil ich meinem Gegenüber keine Eigenschaften andichten kann, die er nicht hat? Weil ich die aus der Bestätigung gezogene gesteigerte Selbstliebe nicht mit Liebe zum anderen verwechseln kann? Ich habe keine rosarote Brille. Ich sehe den Menschen. Ich lerne ihn kennen, wie er ist und wie nicht, und ich mag das oder ich mag es nicht. Und man muss einen Menschen schon sehr mögen, um sein Leben mit ihm zu teilen. Weshalb sollten Menschen, die hoch sensibel sind, nicht lieben können? Vielleicht ist unser Weg zur Liebe nur ein anderer.

Die fehlende Verbindung zu anderen ist nicht nur schlecht. Sie verhindert auch eine emotionale Vermengung von Bedürfnissen, Projektionen und Zwängen. Sie lässt mich klar erkennen, wer ich bin und wer mein Gegenüber ist, wo der eine anfängt und der andere aufhört. Ich stecke meine Mitmenschen nicht in Schubladen, werte nicht. Normen und Trends, das sind abstrakte gesellschaftliche Konstrukte, sie sind nicht echt, nicht wirklich.

Ich kann erstaunlicherweise sehr gut auf Menschen zugehen. Ich habe oft den Eindruck, sie fassen schnell Vertrauen zu mir, ohne dass ich viel dafür tun muss. Vielleicht spüren sie, dass ich keine Spielchen spiele, nicht urteile, man muss mir nichts beweisen und keine Kämpfe mit mir ausfechten. Klingt doch nach Toleranz ... und das, obwohl man uns Autisten mangelnde Flexibilität vorwirft.

Ich glaube, in einer Zeit zu leben, in der sehr viel Künstlichkeit herrscht, fällt uns Autisten besonders schwer. So viel Spiel, keinerlei Regeln. So viel Widerspruch. Ich spüre die Lüge, Unaufrichtigkeit, die Diskrepanz zwischen Schein und Sein, und das stresst mich. Ich verstehe dann nicht, was von mir erwartet wird. Die Welt möchte von mir, dass ich mit Herrn Schein spreche, aber ich komme mir ganz blöd dabei vor, als würde ich ein Theaterstück aufführen. Ich verstehe nicht, warum ich das tun soll. Und ist es dann nicht eine ausgesprochen normale Reaktion, auf eine solche Situation mit Stress, Abwehr und Überforderung zu reagieren?

Norm hat keine qualitativen Parameter. Es entscheidet allein die Quantität. In einer Gesellschaft voller Farbenblinder ist der Regenbogen ein Symptom des Wahnsinns. Zeit für einen kleinen Perspektivwechsel. Was legt man uns Autisten eigentlich zur Last? Ich möchte gern ein paar klischeebehafteten Charakteristika etwas Mehrdimensionalität verleihen:

Mangelnde Empathie: Ich vermenge meine Emotionen nicht mit denen anderer. Ich lasse meinen Mitmenschen ihren Schmerz und mache ihn nicht zu meinem. Ich kann ihn wahrnehmen, Trost spenden und einen klaren Blick behalten, um gegebenenfalls Hilfestellung leisten zu können. Wenn ein Freund emotionalen Schiffbruch erleidet, muss ich nicht mit ihm untergehen, sondern kann ihn in meinem Boot sicher an Land bringen.

Probleme mit der zwischenmenschlichen Kommunikation: Die zwischenmenschliche Kommunikation basiert zum Großteil auf Widersprüchen, gekleidet in oberflächliche Spielereien und Unwissenheit. Ich kann nichts davon filtern, ausklammern, ignorieren. Natürlich stresst mich das! Ein vollkommen plausibler Kausalzusammenhang.

Mangelnder Sinn für Humor: Da stellt sich ja immer noch die Frage, wer hier wessen Witze nicht versteht.

Probleme damit, Informationen zu filtern: Ich nehme mehr wahr, nehme intensiver wahr. Warum genau soll das eigentlich schlecht sein? Ich möchte es nicht missen. Zum Problem wird es, weil unsere westliche Gesellschaft einer eindimensionalen Definition von Leistung folgt und kaum Raum für Ruhe, Auszeit und Regeneration lässt. Und daran sollen schließlich schon neuronormative Menschen gescheitert sein.

Ausgeprägte Rationalität: Stimmt, ich habe den Umgang mit Menschen nicht intuitiv erlernt, indem ich einfach unreflektiert nachgeahmt und schließlich beliebig oft wiederholt habe. Ich beobachte, hinterfrage, teste und dann entscheide ich mich bewusst dafür, wie ich leben, wie ich mich anderen Menschen gegenüber verhalten möchte. Ich habe meine Werte und Spielregeln ganz bewusst und ja, auch mit viel Liebe gestaltet. Sie bieten mir eine sichere Orientierung und festen Halt im Chaos. Wenn meine inneren sozialen Regeln und Werte vollkommen klar sind, bin ich nicht mehr abhängig von äußerer Klarheit. Meine Rationalität hat mir auch geholfen, eine Vision von mir selbst zu entwickeln, was für ein Mensch ich werden möchte. Und auf diesem zugegebenermaßen sehr steinigen Weg habe ich schon viel erreicht ... Ich habe gehört, neuronormative Menschen bezahlen viel Geld für Achtsamkeitskurse und Coachings.

Mangelnde Emotionalität und gesteigerte Rationalität dienen mir im Angesicht einer drohenden Überstimulation als sehr wirksame Schutzmechanismen. Sie sind keine Eigenschaften, die mein Wesen ausmachen, sie sind Mittel zum Zweck, nicht das Problem, sondern meine Lösung. Meine Erfahrung ist die, dass jedes Werkzeug zerstören oder erschaffen kann. Je besser du es kennst und je vertrauter du mit ihm bist, umso gezielter kannst du es dir nutzbar machen. Das gilt für jede Eigenschaft und jeden Menschen gleichermaßen.

Bei all dem Schmerz und all den Anstrengungen: Ich möchte nicht anders sein. Bin ich ja schon.

Jana Michel

ALTER: *38*

GESCHLECHT: *weiblich*

WOHNORT ODER REGION DES AUFENTHALTS IN DEUTSCHLAND: *Leipzig*

KINDER BZW. ELTERNSCHAFT: *keine*

AUSBILDUNG ODER BERUF: *Theaterwissenschaftlerin, Heilpraktikerin für Psychotherapie*

INTERESSENGEBIET: *der Mensch*

Fernschule ist meine Lösung

Ayla

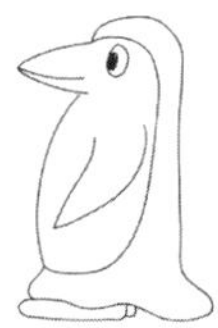

Ich bin 17 Jahre alt und habe seit knapp zwei Jahren eine Autismus-Diagnose. Autismus ist für mich eine besondere Art der Wahrnehmung. Die kann ebenso Vorteile wie auch Nachteile haben. Zum Beispiel finde ich leicht Sachen wieder, wenn jemand etwas verlegt hat.

Gleichzeitig war für mich der Schulbesuch sehr anstrengend, wobei ich mehr Konzentration für das Drumherum als für den Schulstoff aufbringen musste. In der Schule lernte ich deshalb zwar nicht viel, konnte durch viel Aufwand zu Hause aber alles nacharbeiten und war letztlich eine der Besten der Klasse. Der Preis dafür war aber einfach sehr hoch.

Ich habe in der Schule einen selektiven Mutismus entwickelt. Durch die daraus resultierende fehlende Kommunikation meinerseits war eine richtige Teilhabe am Unterricht nicht möglich. Zwar hatte ich daraufhin zwei Schulbegleiterinnen, die aber beide nur kurz blieben. Das Hauptproblem war, dass sie oft nicht da waren, wenn es nützlich gewesen wäre. Außerdem hatte die erste Schwierigkeiten, mit meinem Schweigen umzugehen, und verstand ihre Aufgabe oft darin, mich von Aufgaben zu befreien, anstatt andere Rahmenbedingungen zu schaffen. So hörte ich oft den Satz: »Das musst du nicht machen.« Letztlich war dann der Hauptnutzen für mich, dass sie z. B. Zettel im Sekretariat abgeben oder beim Lehrer nachfragen konnte, wenn ich kein Arbeitsblatt bekommen hatte, oder Ähnliches. Am Anfang des neuen Schuljahres war es allerdings hilfreich, dass sie den neuen Lehrern alles erklären konnte. Die zweite Schulbegleiterin war nur so kurz da, dass ich zu ihr nichts Genaues sagen kann.

Ich muss aber auch sagen, dass die Schule generell sehr ungeeignet für mich war. Sie war viel zu groß und »vollgestopft«, hatte keine Erfahrung mit Autismus und Schulbegleitung und war allgemein ziemlich chaotisch. Leider waren auch meine Klassenlehrerinnen immer recht unorganisiert und informierten z. B. viel zu kurzfristig oder gar nicht über Termine. Ob es aber eine wirklich bessere Schule für mich gegeben hätte, bezweifle ich.

Seit diesem Schuljahr darf ich mich aus diesen Gründen per Fernschule von zu Hause aus auf das Abitur vorbereiten. Das gefällt mir bisher sehr gut und ist für mich viel entspannter. Ich kann mich allein viel besser konzentrieren und kann das Tempo selbst bestimmen, sodass ich viel gezielter an dem arbeiten kann, was ich noch üben muss. Ich mag vor allem Deutsch, Englisch und Geschichte, da ich sehr gerne formuliere. Mit Zahlen habe ich es dagegen nicht so.

Ich kann die Zeit jetzt viel effektiver nutzen, weil z. B. gemachte Aufgaben nicht wie in der Schule eine Stunde lang besprochen werden, sondern weil ich die Aufgaben einfach kurz mit den Lösungen abgleiche. Dadurch habe ich die Nachmittage meist frei. Bei den sogenannten Webinaren kann ich im Gegensatz zum Unterricht in der Schule aktiv per Chatfunktion teilnehmen. Es werden auch noch mündliche

Prüfungen dazukommen, die für mich in der Schule undenkbar gewesen wären, bei denen ich jetzt aber eher zuversichtlich bin.

Wenn man sich gut selbst motivieren kann und Fleiß und Ausdauer hat, kann die Fernschule aus meiner Sicht ein guter Weg sein.

Manche Schwierigkeiten bleiben natürlich. So bin ich manchmal zu perfektionistisch, bin unsicher, ob meine Lösungen wirklich gut genug sind. Auch bleibe ich zuweilen an unklaren Details bei Arbeitsaufträgen hängen, was dann schnell zu Frustration und einem kleinen Ausbruch führen kann.

Ich bin aber schon viel ruhiger geworden, seitdem ich mehr Zeit habe, mich mit meinen Interessen zu beschäftigen. So verbringe ich viele Nachmittage mit meinen Haustieren und meiner Spielzeugsammlung. Andere in meinem Alter fänden das wahrscheinlich »uncool«, aber ich finde, jeder sollte das tun, was ihm gefällt und ihn zufrieden macht.

Eine Gefahr durch die Fernschule ist vielleicht, dass man es sich zu bequem macht. Nicht, was die Arbeit für die Schule angeht, sondern eher im sozialen Bereich. Ich habe sehr wenig Kontakt zu Menschen außerhalb meiner Familie, was ich zwar sehr angenehm finde, langfristig aber vielleicht nicht sinnvoll ist, weil man schließlich auch lernen sollte, mit anderen Menschen umzugehen, weil das manchmal eben nötig ist.

Ayla

ist weiblich, 17 Jahre alt, Schülerin, lebt in Südbaden.

INTERESSEN: *Haustiere und Spielzeugsammlungen*

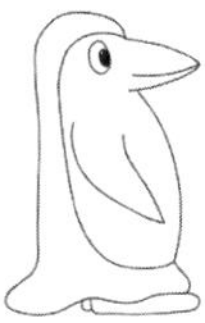

Wie mein Hobby mir geholfen hat

Christine Kuhlenbeck

Viele kennen das Klischee, dass Autisten eine Inselbegabung haben. In einigen Fällen trifft das zu, in anderen nicht so richtig. Ich würde eher von einem »Spezialinteresse« sprechen. Man findet eine Sache, die total aufregend ist. Dann fängt man an, Informationen zu sammeln, sich sehr intensiv damit auseinanderzusetzen und wird quasi Experte auf dem Gebiet. Es mag so aussehen, als ob es eine Inselbegabung ist, doch im Vorfeld muss das Interesse für ein Thema da sein. Für die Person hat es einfach eine gewisse Faszination, welche für andere nicht immer nachvollziehbar ist. Bei manchen ist es Physik, bei anderen Mathe oder Kunst. Die Vielfalt ist hier quasi unendlich.

Mein Interesse liegt im E-Sport. Die meisten Menschen in meinem Umfeld können mit dem Begriff nichts anfangen und denken an »Baller-« oder »Killerspiele«, also eine sehr klischeehafte Denkweise. Ja, »Ballerspiele« sind im E-Sport vertreten, sie gehören dazu wie Schießen im Schützenverein. Beim Spielen geht es aber meist nicht primär ums Töten. Es geht vielmehr darum, gemeinsam im Team ein bestimmtes Ziel zu erreichen oder allein sein Können sowohl mechanisch als auch strategisch unter Beweis zu stellen. Das Spiel besteht meist aus sehr vielen Aspekten, bei denen das Tötern der Gegner nur einer von vielen ist.

Ich hatte auch erst meine Bedenken, als mein Bruder mich dazu überreden wollte, »League of Legends« zu spielen. Zunächst war ich abgeneigt, doch mein Bruder konnte mich überzeugen, das Spiel auszuprobieren.

Mein erster Eindruck war: verwirrend. Anfangs habe ich es nicht so richtig verstanden. Doch mit der Zeit und etwas Hilfe meines Bruders fing ich an, das Spiel zu begreifen und auch besser zu werden. Schon nach kurzer Zeit hatte ich sehr viel Spaß.

»League of Legends« hat eine professionelle Liga, in der Teams aus verschiedenen Regionen der Welt gegeneinander antreten. Eines dieser Teams hatte sehr schnell meine Aufmerksamkeit erregt. Warum es ausgerechnet dieses Team war, weiß ich nicht genau, heute folge ich einem anderen Team. Das Logo war damals recht einzigartig. Es hat mir gut gefallen. Ich schaute mir häufig die professionellen Spiele an. Mein Interesse an E-Sport wurde immer größer. Je häufiger ich mir Spiele anschaute, desto besser verstand ich das Spiel und desto größer wurde mein Interesse.

Ich schaute mir viele Videos meines Lieblingsteam an, lernte mehr über die Spieler und was wirklich alles hinter einem E-Sport-Team steckt. Es stellte sich heraus, dass weit mehr dazu gehört, als nur am PC zu sitzen und Videospiele zu spielen. Auch wenn es ursprünglich so angefangen hat, ist die Szene mittlerweile viel weiter als vor gut zehn Jahren. Es hat mich begeistert zu sehen, wie komplex der Aufbau der Teams ist. Es gibt Coaches, Analysten, Manager und Leute, die sich um die Präsenz in den sozialen Medien kümmern. Manchmal arbeiten die Teams auch mit Sportpsychologen und Coaches zusammen. Mein Lieblingsteam hat sogar einen Koch.

Mir wurde schnell klar, wie viel die Profispieler in das Spiel investieren müssen. Sie haben so gut wie kein privates Leben, da sechs Tage die Woche mehr als acht Stunden am Tag trainiert wird und Strategien besprochen und geübt werden. Vieles, was ein Profispieler privat macht, dient dem Ziel, besser zu spielen. Zum Beispiel gehen die meisten Profis ins Fitnessstudio, damit sie keine Beschwerden mit den Armen bekommen und sich besser konzentrieren können.

Da ich auch unbedingt etwas professioneller spielen wollte, beschloss ich nach Gruppen zu suchen, die ähnliche Interessen haben. Schnell wurde ich fündig in Form einer Studentengruppe. Ich nahm Kontakt auf, ging zu Gruppentreffen und spielte öfter mit anderen zusammen. Zwar fiel es mir nicht leicht, bei den Treffen mitzumachen, aber ich konnte mich überwinden und es hat sich gelohnt. Zum ersten Mal seit meinem Abitur hatte ich wieder etwas, das an Freundschaften herankam. Ich spielte auch ein paar Spiele in der Uni-Liga. In der Gruppe fand ich auch meinen ersten festen Partner.

Als meine Ausbildung begann, hörte ich auf, zu den Treffen zu gehen. Es war einfach zu viel nach acht Stunden Arbeit. So verlor ich schnell den Anschluss. Nach sechs Monaten waren fast alle Kontakte wieder weg. Nur noch mein Freund war da. Zusammen isolierten wir uns sehr. Ich spielte immer weniger, wurde depressiv.

Es gab für mich unter der Woche nur noch die Arbeit und abends ein paar Runden »League of Legends« mit meinem Freund. An den Wochenenden besuchte er mich von Freitag bis Sonntag. Für mich stellte diese Lebensweise eine große Belastung dar. Ich hatte keine Zeit mehr für mich und meine Interessen. Wann immer ich die Gelegenheit bekam, spielte ich allein ein paar Spiele, was mich glücklich machte, doch es war lange nicht ausreichend.

Während der Weltmeisterschaft wurde auch mehr über einen Spieler berichtet, mit dem ich mich sehr identifizieren konnte. Er hatte Probleme mit Depressionen und war unglücklich, obwohl er berühmt war. Dadurch wurde mir klar, dass viele Menschen ähnliche Probleme hatten. Zum ersten Mal in meinem Leben hatte ich das Gefühl, nicht allein mit Depressionen dazustehen. Damals wusste ich noch nicht, dass ich das Asperger-Syndrom habe.

Ich weiß nicht warum, aber es half mir sehr zu sehen, dass jemand, zu dem ich aufsah, auch Probleme hatte. Mir wurde klar, wie unglücklich ich war. Die ganze Zeit fühlte ich mich, als würde mein Leben an mir vorbeiziehen. Andere Menschen in meinem Alter hatten Spaß. Ich hingegen saß nur zu Hause. Es gab mir Sicherheit, mein Haus nicht zu verlassen und jeden Tag das Gleiche zu machen. Sicherheit bedeutet allerdings nicht unbedingt, glücklich zu sein, und ich war definitiv nicht glücklich, wollte es aber nicht wahrhaben.

In dem Moment, in dem mir klar wurde, dass ein berühmter Spieler auch nicht glücklich war, konnte ich es mir selbst endlich eingestehen. Mit dem Eingeständnis konnte ich erste Veränderungen in Angriff nehmen. Ich beschloss, meine Schwedischkenntnisse mit einem Sprachkurs in Schweden aufzufrischen. Es war das allererste Mal in meinem Leben, dass ich mein Zuhause, vor allem mein Heimatland für einen längeren Zeitraum verließ, der Kurs dauerte vier Wochen.

Als ich in Schweden ankam, war ich zunächst überfordert. Mir wurde klar, dass es keinen Weg zurück gab. Am ersten Tag habe ich viel geweint. Es war sehr viel auf einmal und eine massive Veränderung. Zum Glück wohnte ich bei einem jungen Mann in der Wohnung. Als er von der Arbeit kam und merkte, wie schlecht es mir ging, munterte er mich auf. Ich bekam wichtige Tipps von ihm.

Meine anfänglichen Zweifel stellten sich als unbegründet heraus. Der Sprachkurs lief gut für mich und die Lehrerin lobte mich öfter für mein schnelles Lernen. Ich freundete mich mit den anderen Kursteilnehmern an. Wir saßen beim Essen immer alle zusammen, teilten unser Essen und lachten viel. Auch in meiner Unterkunft fühlte ich mich sehr wohl. Ich hatte dank meines Gastgebers schon nach einer Woche nicht mehr das Gefühl, in dem Haus eines Fremden zu leben, sondern ein zweites Zuhause zu haben.

Zurück nach Deutschland zu kommen, fiel mir schwer. In Schweden hatte ich nie das Gefühl, mich zu verstellen oder anders zu sein. Endlich war ich die Person, die ich sein wollte. Als ich zurück nach Hause kam, war das nicht mehr so leicht. Vor meiner Familie musste ich mich wieder verstellen. Trotzdem hatte ich das Gefühl, mich viel besser zu kennen. Es war schön zu wissen, dass ich vier Wochen in einem Land gelebt habe, in dem ich mich weder auskannte noch Bekannte hatte, ohne große Probleme zu haben.

An meinem ersten Tag in Schweden dachte ich: Vier Wochen in einem fremden Land halte ich nicht aus. Als ich zurück nach Deutschland kam, wusste ich: Es war die beste Entscheidung meines Lebens! Jeder Tag war ein guter Tag, auch wenn er nicht perfekt war. Ich hatte mich und meine Fähigkeiten unterschätzt. Auch wenn eine Situation schwer war, konnte ich sie meistern. Als ich die Reise plante, hätte ich nie erwartet, neue Stärken an mir zu entdecken und dadurch so viel Selbstvertrauen zu gewinnen.

Wenn ich heute an die vier Wochen in Schweden zurückdenke, erfüllt es mich mit Freude und Stolz. Diese Reise hätte nie stattgefunden, hätte ein »League of Legends«-Profispieler mich nicht daran erinnert, dass ich mal Schwedisch gelernt hatte und wie gerne ich immer verreisen wollte.

Es sollte auch nicht die letzte Reise sein, zu der mich der E-Sport ermutigen würde. Ein Jahr später wollte ich unbedingt die Gelegenheit nutzen, die Spieler meines Lieblingsteams live in Berlin spielen sehen zu können. Dank meiner Erfahrungen aus Schweden fiel es mir nicht so schwer, diese Reise zu planen und zu machen. Nur einige Monate zuvor hätte allein der Gedanke daran mich geängstigt. Zwar konnte ich schon ein paar Tage vor der Abfahrt nicht viel essen, da mein Magen verrücktspielte, doch als ich erst einmal in Berlin war, kam ich gut zurecht. Auch wenn Dinge nicht immer ganz nach Plan liefen, konnte ich ruhig bleiben und meinen Aufenthalt in Berlin genießen. Ich erfüllte mir meinen Traum, sah meine Lieblingsspieler live spielen und ging, nachdem sie gewonnen hatten, zu einem Fantreffen. Als die Fans sich in eine Reihe stellten, um mit den Spielern Fotos zu machen, reihte ich mich ebenfalls ein, obwohl ich nicht gern Fotos mache. Vor lauter Nervosität habe ich gezittert, aber nach dem Fantreffen war ich überglücklich und schaute mir die Fotos, die ich zusammen mit den Spielern gemacht hatte, ständig an. Wieder einmal stellte ich fest, dass ich zu mehr imstande war, als ich mir zutraute.

Mittlerweile war ich schon dreimal für ein paar Tage in Berlin und versuche immer wieder Gelegenheiten zu ergreifen, dorthin zu fahren. Meine Angst vor dem Verreisen ist deutlich zurückgegangen, und wann immer ich in einer fremden Stadt bin, greife ich auf meine Erfahrung zurück. Es macht mir nicht mehr so viel aus, wenn Dinge nicht nach Plan laufen, da ich weiß, dass ich die Situation meistern kann.

Der E-Sport hat mir Türen geöffnet, die ich selbst nicht gesehen habe. Ich finde über »League of Legends« immer wieder neue Freunde. Viele Menschen würden nicht denken, dass ein Videospiel jemanden dazu bringt, die Welt zu erkunden, aber bei mir war das der Fall.

Autismus ist für mich eine andere Art, die Welt zu erleben. Ich würde nie behaupten, dass es eine bessere Art ist, aber sie ist mit Sicherheit auch nicht schlechter. Mir scheint es, als ob wir Autisten Dinge viel intensiver erleben können. Manchmal ist es zu viel auf einmal, aber das heißt nicht, dass wir keine Herausforderungen meistern können.

Manchmal muss man ein Risiko eingehen und sich einer Situation stellen, um herauszufinden, dass man mehr schaffen kann, als man sich zutraut. Ja, einige Dinge sind sehr beängstigend, oder eine Hürde scheint unüberwindbar, doch es ist ein viel besseres Gefühl, sich dem zu stellen, als der Angst die Oberhand zu lassen. Seit ich meine Wohlfühlzone ab und zu verlasse, habe ich meine Depressionen besser im Griff. Es macht mir nicht mehr so viel aus, dass ich nicht alles kontrollieren kann. Wenn ich mal in eine schwere Situation komme, gerate ich nicht mehr in Panik, sondern weiß, dass ich damit umgehen kann. In meinem Fall war meine Liebe zum E-Sport größer als meine Angst vor dem Unbekannten. Mein Spezialinteresse hat mir geholfen, mich besser zu verstehen und meine Ängste zu überwinden.

Christine Kuhlenbeck

ALTER: *26*

 GESCHLECHT: *weiblich*

WOHNORT: *Landkreis Osnabrück*

FAMILIENSTAND: *ledig, keine Kinder*

BERUF: *Studentin*

INTERESSENGEBIET: *E-Sport*

Mein unsichtbarer Begleiter

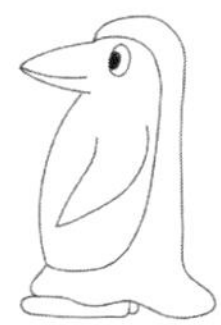

Roswitha Stephan

Ich bin 63 Jahre alt und Asperger-Autistin – und ich habe das fünf Jahrzehnte lang nicht gewusst! Dabei war mein Asperger schon immer Untermieter in meinem Leben. Ein Untermieter, der mein Leben wie selbstverständlich begleitete. Ich hatte keine Ahnung von seiner Existenz und dennoch hat er mein Leben in sehr dominanter Weise bestimmt. Davon möchte ich erzählen, aber auch von dem, was sich verändert hat, nachdem ich endlich wusste, warum ich so bin, wie ich bin.

Als kleines Mädchen bin ich über Almwiesen in den oberbayrischen Alpen gelaufen. Die Jahreszeiten und das damit verbundene »Leben und Sterben« der Natur und vor allem das Wiedererwachen im Frühjahr erschienen mir wie ein Wunder. Die wenigen Menschen, mit denen ich konfrontiert war, schienen für mich unerreichbar zu sein. Ihre Welt und ihr Verhalten waren mir oft unverständlich. Eine echte Verständigung schien mir nicht möglich.

Später dann, nach einem Umzug meiner Familie, gab es keine Almwiesen mehr. Dafür gab es einen Wald, in dem ich mich wohlfühlte und den ich für mich entdecken konnte. Am Fuß eines Baumes fand ich Veilchen, die, solange sie blühten, zu meinen Freunden wurden. Ich habe sie nicht gepflückt, weil dann wären sie ja gestorben. Sooft ich konnte, habe ich sie besucht und mit ihnen gesprochen. Ihnen konnte ich erzählen, dass die Menschen nichts taugen, und ich versprach ihnen damals – ich war gerade vier Jahre alt –, mich niemals auf die Menschen zu verlassen. Kämpferisch trumpfte ich mit der logischen Konsequenz meiner frühkindlichen Erfahrungen auf, dass ich ganz allein für mich sorgen würde.

Nach einem weiteren Standortwechsel meiner Familie landeten wir in einer oberbayrischen Kleinstadt. Für mich gab es kaum noch die Möglichkeit, Kontakt zur Natur zu haben, weil mir der Weg zum Stadtrand und zurück zu weit erschien. Außerdem musste ich jeden Tag in die Schule gehen. Das Lernen hat mir großen Spaß bereitet, die Gemeinschaft mit den anderen Schülerinnen und dieser Autoritätsperson, Lehrer genannt, eher weniger.

Es begann eine Zeit tiefer Traurigkeit. Vor allem abends habe ich meinen Kummer in die Kissen geweint. Tagsüber habe ich mich, sooft ich konnte, in die katholische Pfarrkirche gesetzt. Ich hab angefangen, mit Gott zu sprechen, um mir irgendwie meinen Kummer von der Seele zu reden. Eine Antwort hab ich nie erhalten und dennoch gaben mir diese kleinen Auszeiten ein Gefühl der Geborgenheit. Damit war es mir möglich, die Gegebenheiten meines nicht wirklich einfachen Alltags zu ertragen und zu überleben. Mit acht Jahren habe ich oft gedacht, einfach hinzuwerfen und dieses Leben ganz schnell zu verlassen. Wie verzweifelt muss ich damals gewesen sein!

Meine große Hoffnung war, dass es leichter werden würde, wenn ich erst einmal erwachsen und vor allem nicht mehr abhängig wäre von den Menschen, die mich scheinbar nicht verstehen konnten. Das war ein ganz großer Irrtum!

Ich wusste schon immer sehr genau, was ich wollte, und mein Bestreben damals war, Abitur zu machen. Mein Vater war dagegen! Nach meinem Abschluss mit der Mittleren Reife freundete ich mich gedanklich mit einer Berufsausbildung an. Der Amtsarzt war dagegen! Er vertrat die Meinung, dass es sich nicht lohnen würde, mich auszubilden, weil ich auf Dauer nicht arbeitsfähig wäre. Die Welt schien mich nicht haben zu wollen, alles und alle waren gegen mich! Was blieb mir? Fabrikarbeiterin werden in der Fabrik, in der auch meine Mutter arbeitete?

Nun, mit 16 habe ich einen gelben Koffer mit meinen Habseligkeiten gepackt und bin gegen den Willen meiner Eltern weit weg in die Großstadt gezogen. Dort sollte alles besser werden. Dort wollte ich selbstbestimmt leben. Dort wollte ich endlich glücklich und zufrieden sein.

Tatsächlich aber fand ich mich kurze Zeit später auf der Straße wieder. Ohne Geld. Ohne jede Anbindung an die Gesellschaft. Ohne Hilfe und zunächst ohne jede Hoffnung. Ich hab mehr geweint als je zuvor.

Es muss ein Wunder gewesen sein, dass ich es dennoch ganz allein und aus eigener Kraft geschafft habe. War es meine Sturheit? War es mein eigenes Versprechen, das ich den Veilchen gegeben hatte? Oder hatte ich einfach nur Glück?

Als Glück bezeichnen würde ich auf jeden Fall, dass mir mit 17 ein junger Mann begegnete, mit dem ich mich ganz gut verstand. Und ich bin sehr dankbar dafür, dass ich mit 18 erstmals Mutter werden durfte. Geld hatten wir sehr wenig, aber es war mir möglich, eine Ausbildung zur Diätassistentin zu absolvieren. Nach meinem ersten Bewerbungsgespräch wurde mir gesagt, dass die Klinik eine sprechende Diätassistentin brauchen würde. Eine Chance bekam ich in dieser Klinik dennoch wenige Wochen später aufgrund meiner guten Examensnoten.

Ich bekam noch ein zweites Kind. Wenige Monate danach hat sich mein Ehemann von mir getrennt und so wurde ich zu einer Vollzeit berufstätigen, alleinerziehenden Mutter in einer mir viel zu lauten und zu chaotischen Großstadt. Vorprogrammiert war, dass ich von einer psychischen Erschöpfung in die nächste fiel. Aber alles war für mich okay, nur Aufgeben, das war für mich inakzeptabel!

Mein Weg blieb steinig und sehr, sehr schwer. Ich wurde zwei weitere Male obdachlos und es ist mir nie gelungen, Freunde zu finden. Ich war mit jeder Entscheidung, die ich treffen musste, allein gelassen. Natürlich habe ich immer alles sehr gut gemeint und habe es doch so oft falsch gemacht.

In meinem Alltag bin ich genau genommen gar nicht zurechtgekommen. Dabei war morgens mein Befinden immer ziemlich gut. Ich fühlte mich, als könnte ich Bäume ausreißen. Nach einem halben Arbeitstag hatte sich die Situation aber gründlich verändert. Wie oft hab ich mich im Klo eingeschlossen, um zu heulen, weil ich am Ende meiner Kräfte war.

Die Psychiater, von denen ich mir Hilfe erhoffte, stellten Diagnosen, therapierten mich mit Psychopharmaka und Gesprächen. Letztlich hat sich mein Zustand zu keinem Zeitpunkt verbessert und so wurde mir vorgeworfen, ich würde weder die Diagnose eines schweren Zustandes einer manischen Depression akzeptieren noch mich an die Behandlungspläne halten.

Ich gab auf, Ärzte um Hilfe zu bitten. Es gab unzählige Momente, in denen ich am liebsten endgültig aufgegeben hätte. Ich kam mir so wertlos vor.

Es war ein wirklich glücklicher Zufall, dass ich im beruflichen Alltag eine Psychologin traf, der ich mich in einem Anfall von Hilflosigkeit anvertraute. Sie bot mir eine Therapiestunde an. Sie war vielleicht die erste Fachkraft, die mir sehr genau zuhörte. Und sie hatte eine Vermutung. Ohne mir eine Diagnose zu nennen, hielt sie mir quasi einen Spiegel vor. Sie schaute mit mir gemeinsam in diesen Spiegel und erklärte mir dann sehr bildhaft, was bei mir anders sei. Sie bestand darauf, mich doch noch einmal bei einer Psychiaterin vorzustellen. Und so geschah es, dass mir im Alter von 54 Jahren Asperger-Autismus bescheinigt wurde.

Damit wurde es zunächst nicht wirklich leichter. Ich bin ins Bodenlose gestürzt. Ich wollte die Diagnose nicht wahrhaben, vielleicht war ich ja doch depressiv? Danach kam die Wut, eine unsagbar intensive Wut auf meine Eltern, auf alle Psychiater und alle Psychologen. Eine Wut auf all die Menschen, denen ich letztlich in meiner Hilflosigkeit immer wieder Vertrauen geschenkt hatte.

Es hat sehr viel Zeit gebraucht, bis ich angefangen habe, mich so zu akzeptieren, wie ich bin. Ich habe mich selber beobachtet und versucht herauszufinden, wie ich mit verschiedenen Situationen umgehen sollte, um leichter durchs Leben zu gehen. Besonders wichtig erschien mir, zu akzeptieren, dass mein Asperger nie aufhören wird. Vielleicht war das zu dieser Zeit überhaupt die größte Herausforderung!

Mir wurde bewusst, dass ich viel Geduld mit mir selber haben muss und dass ich gleichzeitig sehr geduldig mit anderen Menschen sein muss. Ich habe angefangen, mein gesamtes Leben zu entrümpeln, um mich nicht mit Unnützem belasten zu müssen.

In der jetzt folgenden Phase erschien es mir von großer Bedeutung zu sein, mich nicht mehr wie gewohnt an meiner Umwelt zu orientieren, sondern herauszufinden, wie ich den Rest meines Lebens gestalten möchte. Mein Lebensalter habe ich dabei völlig ausgeblendet. Jeder Moment, der jetzt noch vor mir liegt, ist kostbar und wertvoll. Es ist mir wichtig, dass ich aktiv und mit großer Achtsamkeit den Verlauf meiner verbleibenden Lebensjahre in meinem Sinne, soweit das natürlich möglich ist, beeinflusse.

Da es ein solider Start werden sollte, begann ich mit einer Bestandsaufnahme. Da geschah etwas Wunderbares! Ich fühlte erstmals so etwas wie Stolz! Denn ich begriff, dass ich allen Schwierigkeiten zum Trotz schier Unglaubliches geleistet hatte: Mein Arbeitsvertrag, den ich im Mai 1977 unterschrieben hatte, besitzt noch heute Gültigkeit. Er hat für mich noch immer die Funktion eines Felses in der Brandung.

Meine Ausbildung zur staatlich anerkannten Diätassistentin war die Grundlage meiner Weiterbildungen zur medizinischen Ernährungsberaterin und zur Diabetesberaterin DDG. Um diese Tätigkeiten ausüben zu können, habe ich unzählige Rhetorikseminare mit schlotternden Knien besucht. Und ich sehe es als Wunder an, dass ich heute in beratender Funktion mit den Patienten sprechen und mit der nötigen Empathie Beratungen durchführen kann. Ich kann heute völlig angstfrei auf diese mir fremden Menschen zugehen.

Auf noch etwas bin ich stolz: Ich bin Mutter und Großmutter. Meine Söhne sind 45 und 41 Jahre alt, mein Enkel ist vier.

Im Rückblick aber muss ich doch gestehen, dass ich bei all dem Erreichten irgendwie immer nur funktioniert habe. Kann man das, was ich da robotermäßig abgearbeitet habe, überhaupt Leben nennen? Ja, natürlich, es ist auch eine Art von Leben! Ein Leben voller Kampf, ohne soziale Anbindung, ohne Freizeit, ohne Relaxen, ohne Urlaub.

Nun ja, das Leben einer Maschine kann äußerst effizient sein! Aber ist es auch lebenswert?

Die Kehrtwende kam mit der Diagnosestellung. Jetzt und heute habe ich die Möglichkeit, genau das umzusetzen, was ich im Alter von vier Jahren den Veilchen versprochen habe. Ich bin heute endlich in der Lage, wirklich die Verantwortung für mein Leben zu übernehmen. Bedeutet, ich bestimme, ich agiere, ich gehe meinen Weg.

Ist mein Leben jetzt leichter geworden? Ja und nein!

Leichter ist es, weil ich meine Diagnose kenne und mich damit auseinandersetzen kann. Vor allem aber kann ich heute sehr gut akzeptieren, dass ich anders bin. Und ganz wichtig: Ich weiß, ich bin nicht weniger wert!

Aber es braucht ein hohes Maß an Achtsamkeit und eine große Portion Mut. Beides erfordert alles in allem an jedem einzelnen Tag weiterhin viel, viel Kraft!

Wenn ich es schaffe, achtsam mit mir selbst umzugehen, und mich wirklich traue, konsequent umzusetzen, was mir in der jeweiligen Situation guttut, dann habe ich wirklich gute Tage. Und dann schaffe ich viel.

Mein Wunsch war es, das Abendgymnasium zu besuchen, um mein Abitur nachzuholen. Dabei war mir Latein als Leistungsfach eine Herzensangelegenheit. Mein Abitur habe ich 2019 bestanden. Mein ganzer Stolz ist es, dass ich dabei gleichzeitig tatsächlich das Latinum erwerben konnte.

Aber es ist noch mehr geschehen in meinem Leben. Ich war endlich bereit, eine Erwerbsminderungsrente zu beantragen, die mir tatsächlich bewilligt wurde. Vormittags arbeite ich nun regelmäßig in der Klinik und nachmittags ruhe ich mich aus oder übe mit ungebrochen großer Freude Latein, Englisch oder Mathematik.

Ich mag mein neues Leben.

Ganz neu ist, dass ich mich getraut habe, in eine Tanzschule zu gehen, um dort Linedance-Kurse zu besuchen!

Natürlich muss ich nach wie vor jeden einzelnen Tag im Detail planen. Spontanität geht nie gut. Veränderungen jeglicher Art kann ich noch immer nicht gut ertragen. Damit liegen einige Aktivitäten, wie z. B. auf Reisen zu gehen, in nicht erreichbarer Ferne.

Das ist aber für mich in Ordnung. Mein Leben ist so reich!!!

Es hat fünf Jahrzehnte gebraucht, bis es eine Diagnose gab. Mein Asperger und ich, wir wurden einander vorgestellt. Ich hatte endlich Klarheit und es fühlte sich an, als wäre ich endlich angekommen. Ankommen im Leben.

Zwar hatte ich nach der Diagnosestellung das Gefühl, als würde ich in einer Art von Zwangsehe leben. Es sind viele Monate vergangen, bis ich gelernt habe, diese »Partnerschaft« zu akzeptieren. Von Freiwilligkeit kann dabei keine Rede sein. Mir ist aber bewusst, dass diese Akzeptanz Voraussetzung dafür ist, dass »wir« zunehmend ziemlich harmonisch miteinander leben. Natürlich gibt es wie in jeder Partnerschaft Höhen und Tiefen. Aber ich habe gelernt, damit humorvoll umzugehen. Mein unsichtbarer Begleiter geht dann auch sehr lieb mit mir um. Ignorieren geht nicht. Aber Liebhaben geht. Fremdgehen geht auch nicht. Ist halt wie in jeder anderen Partnerschaft auch!

Roswitha Stephan

ist Jahrgang 1957. Die Diagnose Asperger wurde erst 2011 gestellt. Nach einer langen Verarbeitungsphase hat sie nebenberuflich vier Jahre lang das Abendgymnasium besucht, ist 2019 – im Alter von 62 Jahren – zur Abiturprüfung angetreten und hat sie mit gutem Erfolg abgelegt.

Ich bin mein eigenes Spektrum

Tomi

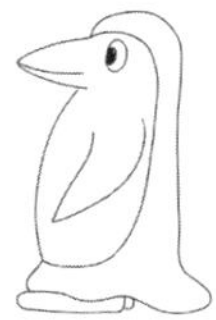

In meinen Tagträumen kommen bei mir keine Menschen vor. Auch wenn ich nachts im Traum vergangene Orte erlebe, sind sie entweder gerade eben weggegangen oder sie werden zum Albtraum, weil ich ihr Auftauchen erwarte. Meine Traumbilder sind farbig und genau, nur Gesichter sind nie zu sehen, mit Ausnahme von Kater Mauz. Das entspricht wahrscheinlich meiner Gedankenwelt, dem Denken in Bildern. Wenn mir jemand erklären könnte, wie Denken sonst funktioniert, käme ich meinen Mitmenschen etwas näher, ohne mich zu verbiegen.

In meiner Familie wird nicht lamentiert. Das Kino »Eldorado« der Eltern meiner Mutter wurde 1941 enteignet. Meine Mama, die uns Männern bis heute Literatur und Kultur nahebringt, sollte mit einer kaufmännischen Lehre zufrieden sein. Erst als sie mir erzählt hat, wie die Ausbildung von einem Tante-Emma-Ladenbesitzer ausgesehen hat, habe ich den Zynismus von Wörtern begriffen.

Omis Geschichten gingen zurück bis 1914, als sie über dem Schwarzwald den Zeppelin gesehen hat, über dem Dorf, wo noch keiner ein Automobil besaß. Ich versuche es euch zu beschreiben, weil ich auch diese Dinge als klares Bild im Kopf habe. Mir genügen Ortskenntnis, ein paar Fotografien und ich weiß, wie die Szene im Film aussehen wird. Das habe ich zu meinem Beruf gemacht. Ich war Art-Direktor bei Monix, einer Szenenbildnerin.

Das Erste, das mir bewusst wurde, als ich meine Umgebung erkunden konnte, war eine Mercedes-Werkstatt, die wie ich 1963 entstanden ist.

Meine Eltern, die Omi, mein fünf Jahre jüngerer Bruder und ich – wir wurden Tommi Nörgli und Simon Zwingli genannt – wohnten in einer seltsam geschnittenen Drei-Zimmer-Wohnung im dritten Stock des zur Werkstatt gehörenden Bürogebäudes. Mein Gitterbett war im Zimmer von meiner Omi. Das war das Eckzimmer unter dem großen Mercedes-Stern auf dem bald undichten Flachdach.

Als ich alt genug war, spielte ich mit der Omi das Kartenspiel 66, sie hat mir auch Mühle- und Damespielen beigebracht. Das waren für mich keine Spieleabende, wo man sich die Zeit vertreibt, sondern die ruhige Zeit, wo wir uns nur um uns kümmerten. Wann sollte ich tagsüber neben meiner Rolle als Kind die Erwachsenenfragen stellen? Autoquartett spielte ich am liebsten gegen mich selbst. Wenn ich beim Austeilen nicht geschummelt habe, war es genau wie beim Poker ein fairer Kampf mit dem Zufall. Mit anderen Kindern zu spielen war unbefriedigend, weil sie nicht erkannt haben, dass fast jedes Auto Vor- und Nachteile hat, an deren Kombinationen, wie z. B. dem Leistungsgewicht, die reale Stärke abzulesen ist.

Diese Struktur der Tagesabläufe wurde nur von der Verfrachtung in den Kindergarten gestört. Dieser Kindergarten war für mich die Hölle auf Erden. Zu Hause bewegte ich mich praktisch in einem selbsterklärenden Umfeld, aber im Kindergarten machten die vielen Regeln und Aktionen – Essen, Schlafen, Spielen und Aufräumen zu bestimmten Zeiten – für mich gar keinen Sinn. Den Nachbarsjungen habe ich im Kindergarten auch nicht wiedererkannt. Es war einfach nicht meine Welt.

Anders zu Hause: Modelle kamen und gingen, aber der Ablauf in der Werkstatt blieb vorerst bestehen. Die Kundenfahrzeuge wurden im Hof geparkt und der Reparaturannehmer nahm auf, was zu reparieren war. Meine Mama musste die Aufträge in der Zwischenzeit tippen und im Meisterbüro wurde die Arbeit von meinem Vater verteilt, wenn er sie nicht selbst erledigte. Das Testen und die Probefahrten waren ja nicht eigentlich Arbeit und für mich sowieso das pure Vergnügen. Ein besonderer Höhepunkt dieser Arbeitswelt war 1967 die Abholung eines Mercedes 250 SE im Werk, eine sogenannte Werksabholung.

Als ich mit der Zeit groß genug war, durfte ich am Feierabend auf Papas Schoß die Autos vom Hof in die Werkstatt lenken. Eine ernste Sache. Am Anfang war ich noch nicht kräftig genug, am Lenkrad zu drehen, aber Übung macht den Meister und bald waren Servolenkung genauso Standard wie Automatikgetriebe.

In der Werkstatt lernte ich sehr bald, woher die Druckluft kommt und wo und wie Batterien aufgeladen werden. Alles Dinge, die nicht unbedingt den Nichtautomechaniker interessieren. Und übrigens auch für die letzte Autofahrergeneration ohne jeden Realitätsbezug sein sollten. Das Auto war schon 1973 überholt – von sich selbst –, in diesem Jahr der herrlichen autofreien Sommersonntage, an denen wir im kerosingeschädigten Südschwarzwald Fahrrad gefahren sind. Und das war mir alles möglich, ohne die Betriebsamkeit einzuplanen, wie es Ortswechsel und der Konsum von Dingen und Veranstaltungen sonst verlangen. Planänderungen im Sinne der Vereinfachung verursachen mir keinen Stress – genauso wie das Durchdenken aller Optionen beruhigt es mich.

Mit der Einschulung hatte ich plötzlich, aber nicht überraschend eine Identität in der Welt außerhalb. Und die Aufgabe, die Anforderungen der Grundschule mit meinen Möglichkeiten zu bestehen.

In der Grundschule waren meine Eigenarten zwar nicht erklärbar, aber zum Glück nicht allzu auffällig, um nicht unter dem noch unvollkommenen Radar für Autismus-Spektrum-Störungen mitzuschwimmen. Die Lehrer der Grundschule und dann auch des Gymnasiums waren für mich auch keine Instanz, die meinen Eltern etwas vorzuschreiben hatten. Die Lehrmethoden waren nicht auf meine Bedürfnisse ausgerichtet, also blieb mir nur, den Lehrstoff selbst zu erarbeiten, ohne überfordert zu werden. Dysakusis, Dyskalkulie, Verdacht auf Legasthenie, Sehschwäche usw. usf. würden heute wohl als Dysfunktionen eines Autisten erkannt werden. Ich dagegen bekam eine Brille verpasst, von der ich Kopfschmerzen bekam und deren Abdruck ich spürte, auch wenn ich sie nicht mehr trug. An die teure Zahnspange, die den Zähnen Platz verschaffen sollten, will ich gar nicht denken.

In den Zeugnissen war neben den unvermeidlichen Totalausfällen im Diktat aber auch der scheinbare Widerspruch von Mitarbeit und Betragen ablesbar. Mitzuarbeiten bedeutete für mich, trotz Langeweile beim Unterricht mich nicht durch meine Träumerei ablenken zu lassen, aufmerksam zu sein, so gut es eben ging.

Beim Malen war das so lange kein Problem, bis die moderne Lehrerin, bei der wir auch Religion hatten, mein Bild von einem Kirschbaum kritisierte. Ich habe nur versucht, die Aufgabe, einen Kirschbaum in einer Stunde zu malen, zu erfüllen. Ich bin nicht fertig geworden und war einigermaßen erstaunt darüber, wie die andern das Problem einfach mit ein paar übergroßen Kirschen an einem Baum mit wenigen Blättern erledigen konnten. Vor allem das moralische Urteil der Religionslehrerin brachte meine Gefühlswelt völlig durcheinander.

In meinem Kopf habe ich ein Bild von einer Unterredung zwischen der Lehrerin und meinem Vater, die tatsächlich stattgefunden hat. Ob es um meine Zeichnung ging? Wahrscheinlich nicht. Erst heute rede ich mit meinem Vater über vieles, das wir ohne zu reden zusammen durchgestanden haben. Über die Arbeit zu reden, brauchte wenig Worte, und wenn einer von uns bedrückt ist, merken wir es meistens.

In den Sommerferien vor dem vierten Schuljahr wurden meine epileptischen Anfälle entdeckt. Ich war richtig wütend, weil ich mit dem Krankenwagen bei der Oma abgeholt wurde, und das nur wegen diesem Gekrampfe am Morgen, das ich schon öfters gehabt hatte und das mir als Folge vom Onanieren erschien. Ich habe das zwar niemandem erzählt, vielleicht aus Angst, man würde mir das Wichsen verbieten, aber dennoch hätte man mit mir selbst reden müssen und nicht nur die Theorien der Mediziner anwenden sollen. Das Schlimmste in dieser Freiburger Uniklinik war, wie die Rückenmarkspunktion an uns Kindern durchgeführt wurde. Ist es okay, einem Kind mit bildlichem Vorstellungsvermögen grob den technischen Eingriff zu schildern und dann eine Beruhigungsspritze zu verpassen, damit es nicht randaliert, wenn es in ein anderes Gebäude gebracht wird, um dort in einem Gang alleine, aber hellwach das Zeitgefühl völlig zu verlieren?

Nach den Erlebnissen war es schon eine Leistung, das Selbstvertrauen nicht ganz zu verlieren. Dass mich die damals hochdosierten Medikamente müde und antriebslos machten, war ja verständlich. Die veränderte Wahrnehmung von meinem Körper und Dingen um mich herum war dagegen verwirrend und auch faszinierend. Die Regelmäßigkeit der Tabletteneinnahme vor dem Schlafengehen war aber gut für die Tagesstruktur.

Im Jahr darauf musste ich den Wechsel zum Gymnasium schaffen. Und zwar mit meinen Besonderheiten, ohne Sonderbehandlung.

Die Unterstufe ging ziemlich spurlos an mir vorbei. Die Mitschüler waren mir fremd, und da ich auch keinen der Jungs attraktiv fand, verabschiedete ich mich von der Vorstellung, dass alle Jungs Jungs mögen. »Egal« war so meine Grundeinstellung, während ich über das Perpetuum mobile oder die Modelleisenbahn nachdachte. Irgendwann habe ich angefangen, meine Tagtraumgeschichten in den Taschenkalender zu schreiben. Das waren Geschichten über Freundschaft in anderen Ländern und anderen Zeiten. Um es lebendiger zu gestalten, hab ich mir ein passendes Auto als Vehikel ausgesucht.

Ich war 15, als mich mein Vater aus dem Unterricht holte. Er kam in die Klasse und wir sind ohne Worte nach Hause gefahren. Als mein Vater Omis Schuhe aus dem Kofferraum holte, wollte ich weder was hören noch etwas sagen.

Ich war vorläufig erwachsen geworden. Oder nennt man das »in die Pubertät kommen«? Ich bin ohne Führerschein Moped und Auto gefahren, suchte Erwachsenensex, der irgendwie mit den erwachsenen Trinkgewohnheiten zusammenhing.

Für mich folgten zwei riskante Jahre mit diesen lebenslänglichen Denkfehlern. Erstens, es ist möglich und wunderbar, ewig Kind zu bleiben und dabei Jugendlicher und Erwachsener zu werden. Aber dieser Zustand ist ein innerer, der nicht direkt dein Handeln bestimmen kann. Zweitens, ich kann mir zwar vorstellen, alles alleine zu erleben, aber da ich es nicht will, muss ich auch Menschen vertrauen, welche das Zusammenleben besser meistern als ich. Diesen Menschen habe ich auch gefunden. Schon nach zwei Jahren am Technischen Gymnasium hatte ich meinen besten Freund, den Stefan, kennengelernt. Mit Stefan habe ich mich von Anfang an verstanden, er ist der offenste Mensch, den ich kenne, ohne dass er sich jemandem aufdrängt. Dank Stefan war es einfacher für mich, in der Klasse als Maskottchen aufgenommen zu werden, als den Außenseiter zu mimen.

Der Wechsel zum Technischen Gymnasium war wichtig, wenn mein vorläufig erwachsenes Leben funktionieren sollte. In den

Hauptfächern Maschinenbau, Physik und Mathe konnte ich mit meinen Kenntnissen vom Materiellen einige Zusammenhänge erklären. Wobei ich bis heute bei vielem nicht mit Sicherheit weiß, woher ich diese Dinge kenne. Beim Auto ist es einfach. So ein Motor hat einen Zustand entsprechend der Abnutzung nach soundso viel Umdrehungen. Ich muss den Motor nicht zerlegen, um mir das anzuschauen. Das Bild der Kontaktkorrosion an den intakten Dehnschrauben oder die Kanten der Ölabstreifringe habe ich im Kopf, und der Klang einer Maschine erzeugt bei Defekt Geräusche.

Am Abend vor meiner letzten mündlichen Abi-Prüfung wollte ich mit den andern, die schon bestanden hatten, etwas feiern, ich wollte eh nicht bestehen, um noch ein Jahr am Technischen Gymnasium bleiben zu können. Das haben sie mir ausgeredet. Dann war ich wieder trotzig und hab am Ende zwei, drei Züge von einem Joint genommen. Ich war so platt, dass ich nicht mit dem Motorrad losfahren konnte, ich wäre umgefallen, wenn ich einen Fuß auf die Raste gesetzt hätte. Also blieb ich bis Sonnenaufgang auf der Yamaha sitzen und dachte nach, bis ich zur Schule fahren konnte. Sonnenaufgang ist immer um 1hTZ (TomiZeit).

Die Prüfung habe ich dank des Physiklehrers bestanden. So konnte ich das Abi in die Tasche stecken und musste zum Glück nicht sofort etwas Reguläres leisten. Ich habe Stefan gefragt, was ansteht nach dem Abi. Jobben bei der Müllabfuhr. Okay. Er als Mechaniker und ich als Müllwerker.

Studieren? Ich war derart unselbstständig, dass ich gar nicht daran gedacht habe, mich beraten zu lassen.

Nach zwei Semestern Physik habe ich dem Matheprofessor erzählt, dass ich bei seinen Vorlesungen nicht mitkomme beim Mitschreiben. Heute weiß ich, dass ich wegen dem Mitschreiben nicht mitkommen konnte.

Danach habe ich drei Semester Jura studiert und auch das erste Praktikum am Amtsgericht gemacht. Da habe ich viel mehr über Studierende und die sogenannte herrschende Meinung gelernt, als mir je in den Vorlesungen und Seminaren vermittelt wurde. Immerhin konnte ich im Praktikum dem Zivilrichter mit meiner Einschätzung zu einer Schadensregulierung bei einem Autoverkauf einige Arbeit ersparen.

Learning by Doing blieb mein Motto. Mit meinem Bruder Simon bin ich dann zum Film. Bei Monix haben mein Bruder und ich das meiste gelernt. Bis zu meinem Zusammenbruch habe ich immer mit meinem Bruder Simon zusammengearbeitet, er hat mir die Kommunikation abgenommen.

Den ersten Job beim Film hatte ich als Best Boy oder Mädchen für alles bei den Dreharbeiten zu »Charlotte von Mahlsdorf: Ich bin meine eigene Frau«. Das war 1991 und ich verbrachte praktisch anderthalb Monate bei Charlotte zu Hause, denn das Gründerzeitmuseum von Charlotte war einer der originalen Drehorte. Dabei bin ich zu dem Entschluss gekommen, wenn Charlottchen autistisch ist, bin ich es auch.

Ob ich nun Autos repariere, als Müllwerker nachdenklich die Hinterlassenschaften der Gesellschaft wegräume oder mit Teamgeist in der Ausstattungsabteilung arbeite, ich tue es mit meinen Fähigkeiten und mit meinem Unvermögen. Ich bin mein eigenes Spektrum und hinterlasse Spuren wie jeder andere Mensch auch. Als Antrieb dient mir oft die innere Schwerkraft, aber es gibt sicher unzählige Motive mehr.

Meine Eltern beschreiben mich als jemanden, der den Dingen auf den Grund geht. Ich mag solche schlichten Beschreibungen, wenn ein Kern von Wahrheit darin ist. Tatsächlich bin ich nur den Dingen auf den Grund gegangen, die ich mochte. Ich musste mich nicht entscheiden zwischen dem, was ich sowieso nicht wie andere lerne zu verstehen, und dem, was ich in meiner Wahrnehmungswelt als sinnvoll begreife.

Das Funktionieren hat mich trotzdem ausgepowert, ich war so lange Simulant, bis ich mir den Kopf eingeschlagen habe. Halt, stopp, ich weiß inzwischen, dass Schläge gegen den Kopf nur ein Mittel zum Denkenaufhören sind. Das habe ich in den Griff bekommen, auch kann ich Menschen aus dem Weg gehen, anstatt mir mühsam einen Platz mit ihnen zu teilen. Ich bin doch lernfähig?

Klar, mein Gesamtbild unterscheidet sich vom Normalen, auch weil ich weniger soziale Aufgaben habe. Meine Verantwortung gegenüber den Mitmenschen beinhaltet kaum Interessenkonflikte.

Wenn ich heute mit meinem Vater rede, erklärt manchmal einer den Autismus des anderen. Seine Erinnerungen an seine Schulzeit sind meinen Erfahrungen sehr ähnlich. Aber er weiß auch, dass meine Wahrnehmung der Zeit und meine Menschenunkenntnis extremer sind als seine. Darum hat er gesagt: Wir machen es künftig so, wie du es siehst. Ich sehe daran kein Pathos. Das wäre vielleicht der Fall, wenn ich eigene Kinder hätte. Es geht um mein Leben, in dem ich auch nicht erwachsener sein werde, wenn mein Vater nicht mehr hier ist. Ich werde dann aber nicht mehr Kind sein. Das ist auch nicht mehr notwendig, seit ich wieder mit meinem sechs- und neunjährigen Ich in Verbindung bin und gleichzeitig mein Vater auch mein Großvater geworden ist.

Tomi

ALTER: 58

GESCHLECHT: (vorwiegend) männlich

WOHNORT ODER REGION DES AUFENTHALTS IN DEUTSCHLAND: Berlin und Lörrach

KINDER BZW. ELTERNSCHAFT: Single ohne eigene Kinder

AUSBILDUNG ODER BERUF: Automechaniker

INTERESSENGEBIET, BESCHÄFTIGUNG, SPEZIALINTERESSE: Bücher und das Medium Film sind genauso wichtig wie das Internet.

Diagnose Autismus: Bin ich jetzt nicht mehr normal?

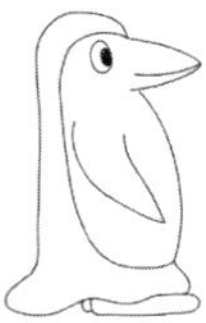

Carmen Heiser

Dass ich überhaupt diese Diagnose erhalten habe, beruht eigentlich auf einem Zufall, besser gesagt, auf einer Reihe von Zufällen. Meine Freundin hat einen Sohn, der Kanner-Autist ist, und als sie mich einmal spontan gefragt hat, ob ich nicht Lust hätte, mit ihr zu einem Elternabend zu gehen, dachte ich, warum nicht? Ich habe viel Zeit in ihrer Familie verbracht und irgendwie einen besonderen Draht zu ihrem Sohn. Mit diesem Abend begann dann der Weg zu meiner Diagnose.

An diesem Abend hielt nämlich Frau Dr. Luise Poustka einen Vortrag über Autismus und Hochintelligenz, und je länger ich diesem Vortrag zuhörte, desto mehr erkannte ich mich darin wieder. Aber was sollte ich damit anfangen?

Autismus war bis dahin auch für mich hauptsächlich Kanner-Autismus und das war und bin ich eindeutig nicht. Ich hatte schon seit Jahren die Diagnose Depression und war deswegen auch schon mehrfach in Behandlung gewesen. Bei einem Klinikaufenthalt kam die Diagnose Soziale Phobie hinzu, eine Borderline-Diagnose stand auch schon zur Debatte. Ich war an jenem Elternabend schon über 30, war bei verschiedenen Psychologen und Ärzten gewesen und keiner hat auch nur ansatzweise die Diagnose Autismus in Betracht gezogen. Also behielt ich den Gedanken erst einmal im Hinterkopf.

Es verging ca. ein Jahr, dann begann ich eine Umschulung. Da ich weiß, dass ich im Umgang mit anderen Menschen und Prüfungen so meine Probleme habe, hatte ich mich entschieden, lieber etwas weiter zu fahren und dafür während der Umschulung durch einen medizinischen und psychologischen Dienst begleitet zu werden. Und wie das so üblich ist, standen am Anfang jede Menge Fragebögen zu psychischen Erkrankungen an. Also dachte ich, wenn schon Fragebögen, dann bitte doch auch einen über Autismus, zumal ich während der Umschulung eine Frau kennengelernt hatte, die in meinem Alter war und auch erst seit einem Jahr eine Autismus-Diagnose hatte. Jetzt oder nie! Der Fragebogen unterstützte meinen vagen Verdacht und so ging es zur Abklärung an die Universität Freiburg. Und ich kam im Alter von 37 Jahren zu einer Diagnose, mit der ich noch ein Jahr zuvor nie gerechnet hätte.

Doch was bedeutete das? Bin ich jetzt plötzlich anders, nicht mehr normal? Die Diagnose verändert mich ja nicht, ich bin immer noch genauso, wie ich vorher war. Ich weiß jetzt nur, dass ich Autismus habe. Was heißt das für mich? Wo bin ich anders als Menschen ohne Autismus, was ändert sich? Viele Fragen taten sich auf, aber nur wenige Antworten. Also was tun?

Wie gut, dass es das Internet gibt. Es war meine erste Informationsquelle, um meine Fragen zu beantworten. Auch hatte ich die Möglichkeit, für einige Stunden in eine Beratungsstelle für Menschen mit Autismus zu gehen. Was war das schön, plötzlich verstanden zu werden und nicht umständlich versuchen zu müssen, etwas zu erklären, was für mich ganz eindeutig und einleuchtend ist, aber von meinem Gegenüber nicht verstanden wird. Es war irgendwie erleichternd festzustellen, dass es jemanden gab, der mich verstand. Zu hören, das ist typisch, da geht es vielen genauso, war in diesem Moment einfach nur toll. Keine langatmigen Erklärungsversuche mehr, die sowieso zu keinem Ergebnis führten!

Aber das war erst einmal auch alles. Autismus ist für mich immer noch eine Wundertüte.

Durch einen Umzug konnte ich die Beratungsstelle nicht mehr nutzen und war also erst einmal wieder auf mich allein gestellt. Es gibt zwar eine Autismus-Beratungsstelle an meinem neuen Wohnort, doch diese ist sehr auf Kinder zugeschnitten, sodass ich mich fehl am Platze fühlte und zunächst keinen Kontakt aufnahm. Alle Selbsthilfegruppen in der Umgebung sind für Eltern von autistischen Kindern, also auch nichts für mich, zumal ich mich sehr schwer damit tue, irgendwohin zu gehen, wo ich niemanden kenne.

Dafür hatte ich Glück mit meinen Ärztinnen. Für meine Hausärztin war ich nicht die einzige Patientin mit Autismus, und als sie von meiner Diagnose hörte, hat sich für sie einiges geklärt, was sie zuvor nicht hatte einordnen können. Auch meine Psychiaterin war mit dem Thema schon vertraut. Doch sonst hing ich eher in der Luft.

Mein Hund, der zehn Jahre für mich ein Türöffner und eine große Hilfe gewesen war, verstarb und ich hatte acht Jahre leider keine Möglichkeit, mir einen neuen zuzulegen, doch vor einer Woche ist bei mir ein Welpe eingezogen. Zwischenzeitlich bekam ich – auf Anraten meiner Psychiaterin – eine psychosoziale Betreuung, die mir sehr hilft, da sie mich oft begleitet, wenn ich auf neue Situationen treffe; aber in der Auseinandersetzung mit meiner Autismus-Diagnose bin ich immer noch nicht weiter.

Als die hiesige Beratungsstelle ihr Angebot in Richtung junge

Erwachsene ausweitete, da Kinder ja auch ins Erwachsenenalter kommen, bin ich doch hingegangen, aber irgendwie fühle ich mich da immer noch wie ein Exot. Für meine Therapeutin dort bin ich Neuland. Ich bin die einzige Erwachsene mit Autismus, die sie betreut, und somit auch die Einzige, die nicht mit der Diagnose Autismus aufgewachsen ist, sondern erst jetzt langsam herausfindet, was diese für sie bedeutet. Ich bin sozusagen ins kalte Wasser geworfen worden und muss immer noch lernen zu schwimmen. Dadurch fehlt mir viel Input, und das wird – glaube ich – einfach oft von meiner Therapeutin vergessen. Ich bin mit so Begriffen wie »schüchtern« oder »Außenseiterin« aufgewachsen, das war eben einfach so. Ja, selbst heute, zehn Jahre nach der Diagnose, weiß ich noch relativ wenig, was Autismus eigentlich für mein Leben bedeutet. Ich kenne mich zwar inzwischen besser, aber es ist schwer herauszufinden, wo man sich von der breiten Masse abhebt und dadurch unbewusst aneckt, wenn es einem keiner sagt. Durch die Diagnose kann ich jetzt im Nachhinein einige Situationen aus der Vergangenheit anders einordnen, und das hilft mir auch im Umgang mit anderen Menschen: Ich weiß jetzt z. B., dass ich leise Untertöne einfach nicht mitbekomme und auch Ironie nicht verstehe, wenn ich mein Gegenüber nicht gut kenne. Ich kann darum bitten, mir Dinge direkt zu sagen, um so Missverständnisse zu verringern. Ich weiß nun, dass ich anders ticke als die meisten Menschen, und kann mich – und auch sie – darauf einstellen. Nur weiß ich noch immer nicht genau, in welchen Lebenslagen dies der Fall ist. Also liegt noch eine Menge Arbeit vor mir und vor meiner Therapeutin.

Jetzt, nach dem langen Corona-Lockdown starten wir noch einmal neu durch, wir schauen, was bei mir so typisch autistisch ist und was nicht. Wir wollen mit ganz einfachen Dingen anfangen, z. B. »Was will dieser Smiley mir eigentlich sagen?!«. So lerne ich, wo ich mich von »Normalos« unterscheide und was für mich selbstverständlich ist, aber für diese nicht, und natürlich auch andersherum. Damit ich eine Idee davon bekomme, was ich nicht einfach so als gegeben voraussetzen sollte, würde ich mir aber auch wünschen, dass ich eine direkte Rückmeldung von jedem Gegenüber bekomme.

Eine solche Rückmeldung kann mir dabei helfen, Zugang zu meinen Gefühlen zu finden. Es ist ganz schön schwierig herauszufinden, wie es mir geht, wenn der direkte Zugriff auf das gerade vorhandene Gefühl fehlt. Dann ist erst einmal eine genaue Analyse nötig, was sich gerade so in meinem Leben abspielt, bevor ich vermuten kann, um welches Gefühl es sich handelt. Und es ist tatsächlich eine Vermutung, nicht Wissen!

Zwar gibt es eigentlich nur positive oder negative Gefühle, aber ob es jetzt gerade z. B. Wut oder Trauer ist, das ich fühle, das finde ich nur über den Kontext heraus. Ich habe inzwischen festgestellt, dass ich nicht fühle, wenn mir etwas fehlt. Ich merke dies immer erst im Nachhinein und dann trifft es mich oft mit voller Wucht. So wusste ich schon, dass ich meine Freundin vermisste, die ich wegen Corona über ein Jahr nicht sehen konnte, aber ich merkte es nicht. Doch als ich endlich wieder hinfahren konnte, war ich überglücklich.

Bei mir sind schon viele Beziehungen wieder eingeschlafen, weil ich es nicht schaffe, Dauerkontakt zu halten, aber nicht, weil ich es nicht will, sondern eher, weil es in meinen Augen nicht notwendig ist. Ich muss nicht jemandem schreiben oder anrufen, um zu signalisieren, dass ich ihn mag und gerne Zeit mit ihm verbringe. Ich kann trotzdem an ihn denken, auch ohne diesen andauernden Kontakt. Bei meinem Gegenüber kommt mein Verhalten wohl als Desinteresse an und irgendwann kommt dann gar nichts mehr. Ich finde es sehr schwierig, diesen Dauerkontakt aufrechterhalten zu müssen, selbst über die sozialen Netzwerke ist es nicht einfach, aber besser als früher.

Mir fehlt der Austausch mit Leuten, die in einer ähnlichen Situation sind. Gleichzeitig fällt es mir schwer, in Kontakt mit anderen zu treten, vor allem dann, wenn ich diese nicht kenne. Für mich sind anonyme Selbsthilfegruppen im Netz keine Option.

Meine Therapeutin hat mich vor einiger Zeit gefragt, ob ich nicht Lust hätte, bei einer Art Stammtisch für erwachsene Autisten mitzumachen. Da hatte ich natürlich erst einmal wieder im Hinterkopf, dass da dann wieder »lauter fremde Leute« sind, aber es wäre für mich eine Möglichkeit gewesen, Kontakte zu anderen zu knüpfen, die sich in einer ähnlichen Situation befinden, am Anfang auch mithilfe uns bekannter Therapeuten. Leider ist es dazu noch nicht gekommen!

Carmen Heiser

ist 47 Jahre alt, weiblich und wohnt in Rheinland-Pfalz. »Ich bin solo, habe weder Partner noch Kinder und wohne auch alleine. Allerdings habe ich einen Hund als Mitbewohner, welchen ich supergerne als Assistenzhund ausbilden lassen würde. Ich habe ursprünglich mal Lehramt für Grund- und Hauptschule studiert und auch das Erste Staatsexamen geschafft, allerdings nicht das Zweite und somit ist diese Ausbildung nicht abgeschlossen. Vor ein paar Jahren habe ich dann eine Umschulung gemacht und bin nun Bürokauffrau. Ich arbeite jetzt seit zweieinhalb Jahren in einer WfbM im Büro und fühle mich dort wohl. In meiner Freizeit lese ich viel (hauptsächlich Krimis und Thriller), puzzle und bastle und mache gerne Sudokus, Nonogramme und Ähnliches, außerdem hält mich mein Hund auf Trab.«

Am liebsten halte ich mich an Regeln, die ich selbst festlege

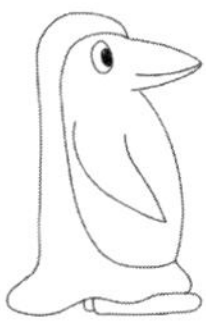

Ein Interview mit Lars U.

| *Wie gelingt es dir, am Alltag teilzuhaben mit oder trotz der Unterschiede und Schwierigkeiten?*

Mein Ablauf ist strukturiert, ich hab einen Richtplan, worauf nur steht: einkaufen, Wäsche waschen und sauber machen, aber nicht, wann explizit ich das machen soll. Hauptsache einmal die Woche. Meine Diagnose hab ich recht spät mit 37 bekommen und mich auch davor irgendwie durchgemogelt. Sprich: Ich hatte zwar nicht viele Freunde, aber dafür ein recht stabiles Umfeld. Vielleicht weil ich auch viele Dinge erleben wollte wie weggehen und Spaß haben. Mal ganz im Gegensatz zum Klischee des Stubenhockers.

| *Gibt es bestimmte autistische Merkmale, die du als Stärke erlebst?*

Ja, meine Kreativität, und meine Denkweise. Außerdem mein Gedächtnis, das zwar nur zu 80 oder 90% genau ist, aber das sich immer noch gut und weit zurückerinnern kann.

| *Hat sich etwas mit zunehmendem Alter verändert?*

Ja, ich bin wahrscheinlich im Alter etwas festgefahrener geworden oder an einen Punkt gelangt, an dem ich zu alt bin, um mir von jedermann in mein Leben hineinreden zu lassen.

| *Welche Strategien im Umgang mit anderen Menschen hast du entwickelt?*

Kommt auf die Situation an. Mittlerweile erkenne ich langsam besser und bewusster, wer mir guttut und wer nicht. Und da nutz ich Schema F: Wer mir guttut, den möcht ich gern in der Nähe haben, und wer nicht, soll mir fernbleiben.

Ich beobachte genau, auch welche Aspekte mir guttun und welche nicht (Vorerfahrungen lassen grüßen!), und ich bemühe mich, nicht mehr so nachtragend zu sein.

| *Spielt Sport für dich eine Rolle?*

Ja. Ich mache Kampfsport, hab mit 17 mit Allkampf-Jitsu angefangen, von zwanzig bis dreißig Taekwondo gemacht, mit rot-schwarzem Gürtel. Weil ich dadurch meine Bewegungen gut koordinieren konnte, hatte ich mir, ohne es zu ahnen, auch etwas Parkour beigebracht. Ich mach das Klettern, Springen und Laufen über Hindernisse noch, solang ich kann. Im letzten Jahr hab ich mit Karate und Kobudo angefangen.

| *Was ist dir wichtig?*

Was ist gemeint? Ich sag mal: mein Kind, auch wenn ich es selten sehe, meine Freundin, die bisher das Beste ist, was mir passiert ist, liebe Menschen. Und: Menschen, die anders sind. Dass in der Umwelt gerettet wird, was zu retten ist, kurz Biodiversität erhalten.

| *Auf welche Weise kannst du dich erholen und Energie sammeln?*

Rad fahren, spazieren gehen, Parkour laufen, schwimmen, lesen, schreiben, zeichnen, Filme und Dokus sehen, Videospiele, Sudokus oder Kreuzworträtsel machen, basteln. Und: Wenn's arg krass wird: Rückzug von allem, zumindest einen Tag.

| *Hast du motorische Besonderheiten und wie gehst du damit um?*

Ja, ich bin früher ständig irgendwo hängen geblieben, gestolpert oder hab mich gestoßen. Das ist besser geworden. Aber heutzutage sind trotzdem noch manche meiner Bewegungen zu schnell, was mir vor allem beim Training noch passiert.

| *Hast du dich schon mal im »falschen Körper« gefühlt?*

Im Kontext Transgender nicht wirklich. Manchmal, auch beim Sex, da frag ich mich schon, wie es wäre, eine Frau zu sein und das mit einem weiblichen Körper zu erleben. Das heißt aber nicht, dass ich mich umwandeln lassen will, weil man dann trotzdem genetisch immer noch ein Mann ist und nur aussieht wie eine Frau, man kommt ja trotzdem nicht an das »Original« ran. Eher unter dem Aspekt, ein Mensch zu sein, fühl ich mich im falschen Körper, weil der menschliche Körper zwar vieles leisten kann, aber für das, was ich manchmal träume, völlig unzureichend und begrenzt in seinen Fähigkeiten ist. Am liebsten wär mir ein Körper zusammengesetzt mit den Fähigkeiten verschiedener Tiere oder irgendwelcher Aliens aus diversen Filmen. Dem näher ich mich durch den Parkour an.

| *Was ist das schlimmste oder auch schönste Gefühl auf der Welt für dich?*

Das schönste Gefühl: akzeptiert zu werden, wie ich bin, oder geliebt zu werden. Die Freude über ein lustiges Gesicht von jemand anders. Oder Erfolgserlebnisse.

Das schlimmste Gefühl: überfordert, missverstanden oder abgelehnt zu werden und die Rage, in die ich dann auch geraten kann, oder das tiefe Loch, in das ich dann oft falle.

| *Wie gehst du mit Regeln um?*

Kommt auf die Regeln an und wie man sie mir rüberbringt. Wenn man dies im dominant-autoritären Ton tut, bin ich weniger bereit, sie zu befolgen, dann geh ich teilweise auf Widerstand, weil mich der Ton überfordert.

Und ob Regeln für mich einen logischen Sinn haben. Wenn ja, halt ich mich auch dran, wenn nein, dann eher weniger.

Am liebsten halt ich mich eh an Regeln, die ich selbst festlege oder an deren Festlegung ich beteiligt war. Wie gesagt: Ich bin zu alt, um mir noch zu viel sagen zu lassen.

| *Hast du Freude an Details und wie kannst du diese am besten genießen?*

Kommt auf die Details an. Nicht jeder nimmt dieselben Details wahr. Auch mich muss man manchmal auf etwas aufmerksam machen. Mir fällt sofort auf, wenn im Farbkreis eine Farbe fehlt. Oder ein Rechtschreibfehler. Aber ein Misston in einem Musikstück fällt mir nicht auf.

An Farben, Mustern und Strukturen hab ich Freude oder an einer recht genauen Zusammenstellung aller Tierarten, die es mal gab und die noch existieren. Oder daran, wie verschieden das bei den Menschen aussieht, wenn sie ihre Gesichter verziehen.

| *Was würdest du anderen Menschen im Autismus-Spektrum mitteilen?*

Seid, wie ihr seid! Verstellt euch für niemanden mehr! Setzt Grenzen! Wenn ihr nicht weiterwisst, sucht euch Hilfe! Redet mit den Leuten. Fragt nach oder besteht darauf, dass diese auch nachfragen, falls sie etwas nicht verstanden haben.

| *Was würdest du von anderen Menschen mit Autismus erfahren oder lesen wollen?*

Wie deren Welt oder deren Sicht auf alles aussieht. Da hab ich bisher zu wenig Informationen, weil jeder da etwas anderes sieht. Ich kenn nur einen, der alles in mathematischen Formeln sieht, was mir total abgeht.

Und wie in anderen Ländern mit Autismus umgegangen wird. Vor allem in nicht westlichen Ländern.

| *Was bedeutet Autismus für dich?*

Autismus ist für mich – neben ADHS – die Erklärung für viele Dinge in meinem Leben. Das Wissen darum machts mir leichter, zu mir selbst zu finden. Außerdem beinhaltet das das Denken in Strukturen, Kurven, Grafiken, Mustern und Farben. Und ein Auge für bestimmte Details.

Lars U.

ALTER: *41*

GESCHLECHT: *männlich*

KINDER BZW. ELTERNSCHAFT: *ein Kind, lebt bei der Mutter*

INTERESSENGEBIET, BESCHÄFTIGUNG, SPEZIALINTERESSE: *Tiere, deren Abstammung, Zeichnen, Kampfsport*

Als Alien mit einer kleinen ramponierten KI zusammenleben

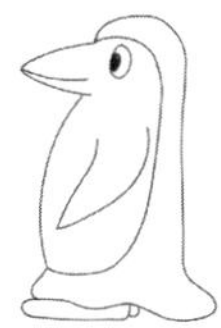

Sandra Kaliga

Tach. Ich höre auf den Name SchroTTTi und bin erst seit Kurzem, also wenigen Betriebsstunden, in meinem neuen Leben. Ich bin ein kleiner mechanischer Blechhaufen mit Löchern, Dellen, Gelenken, Federn, Kabeln, Lämpchen und Defekten. Und ich bin eine KI. Zumindest war ich das einmal. Mein heutiger Zustand kann eher als rudimentär abgewrackt bezeichnet werden. Andere würden vielleicht sagen, ich gehöre auf den SchroTTTplatz. Aber nein, ich gehöre zu jemand anderem. Meiner DÖ. Aber dazu später mehr.

In meinem derzeitigen Zustand fühle ich mich recht wohl, auch wenn mir vor ein paar Tagen mein linker Arm verloren gegangen ist und ich arge Probleme in meinem unteren Betriebssystem habe; ihr Menschen sagt dazu auch manchmal »Ich habe Rücken«. Aber meine DÖ hilft mir, mit diesen Problemen fertigzuwerden. Sie ist ein Mensch, auch wenn sie manchmal behauptet, nicht zu wissen, was das sein soll oder besser, wie das sein soll. Sie sagt, sie ist ein ASS, dem ich unbestritten zustimmen würde, aber ich glaube, da bringe ich etwas durcheinander, sie sagte wohl, sie hat ASS. Sie hat mich vor wenigen Zyklen aufs Papier gebracht, mich erschaffen. Nicht, weil sie einsam ist, dies streitet sie vehement ab, sondern weil sie viel alleine ist, und das wäre ein GROSSER Unterschied. Ach, Menschen und ihre Wortfeinheiten. Na ja, auf jeden Fall bin ich ihr Spiegel oder ihr Sprachrohr, ihre Therapeutin oder ihre Freundin, ihr Motherboard und manchmal auch alles gleichzeitig.

Meine DÖ ist nicht mehr ganz jung, sagt sie, aber das ist lächerlich, was bedeuten ihre 53 Jahre gegen meine Trilliarden Betriebsstunden?! Wenn sie Rücken hat, dann habe ich auch Rücken. Dass mir noch mein linker Arm abgefallen ist, hatte ich schon erwähnt, ist jetzt aber nicht so wichtig, Hauptsache, meine DÖ hat noch ihren rechten, denn damit zeichnet sie mich jeden Tag neu. Fast jeden Tag, manchmal ist sie zu faul, sie behauptet dann, sie sei zu unsicher, und wenn sie einen Stift in die Hand nehme, komme eh nur Schrott dabei raus! JA EBEN! SchroTTT!!!i. Ich kapiere es nicht, trotz KI, ich vermute, meine DÖ ist da etwas verschroben und schweigt lieber. Wenn sie keinen Bock hat, mir etwas genauer zu erklären, dann sagt sie nur: Kreative Blockade oder Angst vor dem verloren gegangenen Strich!! Puh. Das ist so eine Holzhammer-Schrägstrich-Schraubenschlüssel-K.o.-Argumentation. Da steige ich aus.

Ich merke, ich schweife ab. Ich will ja von meiner DÖ erzählen, wie oben versprochen. Ihr und mein Alter kennt ihr nun schon. Sie ist in einem Land geboren, welches es heute nicht mehr gibt – die DDR (immer diese drei Buchstaben). Jetzt leben wir in der BRD (wieder drei Buchstaben). Irgendwann fiel die Mauer und das Wort »heimatlos«. Um das zu verstehen, müsste ich was mit dem Wort »Heimat« anfangen können, »los« kann ich mir irgendwie erklären. Sie erwähnte einen Kindergarten, die POS (eins, zwei, drei ...), dann Ausbildung im VEB (nein, nein ... ohne Kommentar) Dampferzeugerbau – was für ein schönes Wort: Wir bauen einen Erzeuger für Dampf. Ich wollte schon mal meinen Werkzeugkoffer holen, aber sie fuhr mir über meinen Sprachschlitz und zischte nur, dass das eine Umschreibung für die Kohle- und Kernkraftwerke in der DDR war. Ich klappte meinen Schlitz sofort wieder zu und biss mir auf die nicht vorhandene Zunge.

Nachdem wir nun BRD waren, die Mauer nur noch in den Köpfen existierte, entschied sich meine DÖ in aller Freiheit für ein Studium zum Bilderhauen in Weißensee. Vor meinem inneren Monitor liefen eigenartige Sequenzen ab, Bilder, die über einer Teppichklopfstange hingen und verhauen wurden — sehr verwirrend. Ich klapperte alle Speicher, die mir zur Verfügung standen, nach Referenzen ab, fand aber keine. Meine Kontrolllampen blinkten wie verrückt, meine DÖ sah mich fragend an und aus meinem Schlitz kam nur: Bilder hauen. Bilder hauen. Bilder hauen? Mit Diplom. Diplom. Diplom? »Du kleiner süßer Dussel«, sagte sie, »ich helfe dir: Bildhauerin.« Ha. Meine DÖ war eine Michelangelo. Alle Lämpchen standen nun wieder auf Grün. Meine DÖ erzählte weiter und ich konnte ihr wieder meine ganze Aufmerksamkeit schenken.

Eine wilde Zeit war das, die 90er in Berlin. Alles gab es nun doppelt, auch die Kunsthochschulen, deshalb sollte ihre kleine Hochschule geschlossen werden, denn es gab ja schon die HdK (eins, zwei, drei ...) in Westberlin. Aber nicht mit meiner DÖ und ihrem ausgeprägten Gerechtigkeitssinn! Sie steckte mehr Energie und Kampf ins Politische als ins Kreative.

Meine DÖ bekommt einen ihrer selten versonnenen Gesichtsausdrücke, wenn sie davon erzählt. Eine wirklich wilde, verrückte, kämpferische Zeit sei das gewesen, diese fünf Jahre Studium. Außer das letzte Jahr. Da nahm sie eine Auszeit vom Bilderhauen und begleitete ihre Mutter in einen anderen Wesenszustand. Das will sie mir aber irgendwann in Ruhe erzählen. Darum solle es jetzt nicht gehen. Ich lag brav auf dem weißen Blatt Papier und hörte ihr weiter zu.

Mit 18 hatte sie ihr Coming-out, ich wollte schon fragen, was sie damit meint, aber sie sah, wie die drei Fragezeichen aus meinem Blechdach dampften, und erklärte und erklärte. Ich verstand nur Bahnhof. Menschen sind einfach kompliziert. Ich als ramponierte KI wurde von meiner DÖ »erschaffen« bzw. gezeichnet, also liebe ich meine DÖ, und zwar bedingungslos, auch wenn sie kein Stück Blech an sich hat. Ganz einfach, Punkt.

Sie sagte dann noch, dass mit ihrem Coming-out wenigstens ein verwirrender Zustand halbwegs beendet worden sei. Ich fragte nach den anderen verwirrten Zuständen, aber sie meinte nur, ja, was eigentlich? Dass ich das eh nicht verstehen würde, weil sie sich selbst nicht richtig verstehen würde. Und dass sie mich deshalb erschaffen hätte. Immer wenn die Sprachlosigkeit über sie käme, sollte ich agieren. Okay, das war wirklich zu viel für mich. Sie meinte nur, dass sie vier Jahrzehnte – hui, das sind einige Betriebsstunden!! – wie falsch programmiert durch die Welt und durchs Leben gereist wäre und mit Mitte vierzig einfach implodiert sei. Meine DÖ hatte einen Kurzschluss. Die Festplatte, die Speicher, RAM, einfach alles schmolz dahin. Kein Coming-, sondern ein Blackout. Ich hielt erst einmal meine Schlitzklappe, ich wollte den seltenen Redefluss meiner DÖ nicht unterbrechen, im Kopf machte ich mir eine Notiz für später: NeustartSchrägstrichFormatierung?

Meine DÖ holte sich zum ersten Mal in ihrem Leben Hilfe. Sie nennt es Therapie und ein Fiasko. Zwei Jahre saß sie einer Frau gegenüber, die zwar bemüht war, aber keinen blassen Schimmer hatte, was sie mit meiner DÖ machen sollte. Aus dem schlimmen Zustand meiner DÖ wurde ein noch schlimmerer. Aber meine DÖ ist eine Kämpferin!! Sie wollte wissen, was mit ihr los ist. Einmal nahm sie allen Mut zusammen, schnappte sich ihre Freundin Katja, ging mit ihr aus der Wohnung ums Eck bis zur nächsten größeren Kreuzung und sprach währenddessen alles laut aus, was sie sah, roch, spürte, all ihre Wahrnehmungen. An der zweiten Ecke sagte Katja: »Stopp. DAS ALLES hast du in den wenigen Metern in deinem Kopf, in deiner Nase, in deinen Augen und Ohren??« Ab da war meiner DÖ klar, dass sie wirklich anders tickt als andere. Katja meinte dann nur noch, dass das voll krass sei und wie sie bloß alles verarbeite? Meine DÖ zuckte mit den Schultern – darum beneide ich sie sehr; mir welche zu zeichnen, hat sie vergessen – und meinte: keine Ahnung. Meiner DÖ ergeht es da wohl ähnlich wie mir, Erschöpfungszustände und eigene Grenzen sind als Zustände theoretisch bekannt, aber am eigenen Leib – oder wie in meinem Fall am eigenen Blech – eher fremdes Land. Die Hülle, die uns umgibt, ist keine Heimat.

Meine DÖ sah müde aus. Ich schlug vor, eine Pause zu machen, obwohl ich total neugierig war, was meine DÖ noch so gespeichert hatte und vor allem wie sie den Reboot hinbekommen hatte. Zur Ablenkung schlug ich vor, dass sie mir endlich meinen linken Arm zeichnen könne, und da sie den Stift schon in der Hand hielt, hatte ich schwupps, mit fünf, sechs Strichen, wieder einen neuen schicken linken Arm.

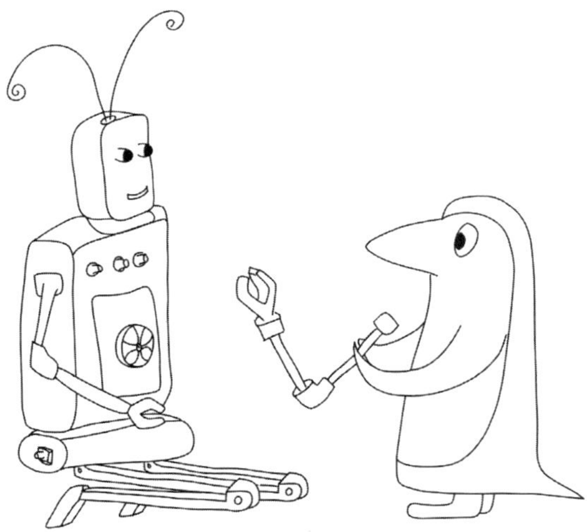

Einige Betriebsstunden später, meine DÖ saß bleistiftkauend an ihrem Zeichenplatz und ich lag vor ihr auf einem Stück Papier, erzählte sie mir, was es bedeuten könnte, anders als andere zu sein, und dass es für dieses Anderssein ein Wort gibt: Autismus, das sei eine Behinderung. »DÖÖÖÖÖ: WER oder WAS behindert dich? Das räume ich mit der Kraft meiner drei großen TTT aus dem Weg!!!« Ich solle meinen Schlitz halten und weiter zuhören. Sie hätte eben vier Jahrzehnte darum gerungen, mehr und besser neurotypisch zu sein, also normal. Ich verstand wieder einmal nichts und wackelte nur mit meinen Antennen, woraufhin sie meinte, dass sie versucht hätte, irgendwo anzukommen, bei Menschen, bei Gruppen, im Leben, an Orten, in ihrem Körper. Und dass sie das bis heute nicht geschafft hätte. Der Unterschied sei nur, dass sie jetzt wüsste, dass sie anders sei, anders ticke, anders denke, anders handele. Und dieses Wissen würde ein wenig ihren großen Verwirrungszustand erklären, auch wenn sie vor lauter Anpassung und Kampf und Krampf und Tränen und Verluste bis heute noch nicht genau wüsste, wer sie eigentlich sei.

Mir wurde ganz schummerig. Die Nullen und Einsen auf meiner Platine verschmolzen und ließen alle meine Lämpchen und Dioden flackern. Aus einem Restenergielevel pushte ich mich noch mal hoch und sagte ihr: ICH weiß, WER du bist! MEINE DosenÖffnerin!!

***

Die drei TTT haben keine tiefere Bedeutung, sie sehen einfach nur aus wie das Brandenburger Tor oder ein Π, was sich nicht entscheiden kann. Laut meiner DÖ war außerdem nur noch die Domain mit drei TTT frei – ich weigere mich bis heute, diese profane Erklärung für meinen Namen anzuerkennen.

Hochachtungsvoll

SchroTTTi

***

Guten Tag, meine Name ist Sandra, und ich entschuldige mich ein klein wenig für den oben stehenden Text. Es ist SchroTTTis komprimierte Zusammenfassung von meinem Leben in der Welt. Ich habe lange als Alien unter Menschen gelebt und versucht, ihre Sprache, ihren Ausdruck, ihre Gefühle, ihre Emotionen, ihr Tun und Handeln zu verstehen. Ich habe sehr viel Zeit damit verbracht, Dissonanzen in ihrem und meinem Sein zu erklären, Sprachecodes zu hinterfragen, Gesichtsausdrücke zu lesen. Und ich habe noch mehr Zeit damit verbracht, mir Filme und Serien anzuschauen, z. B. Grey's Anatomy, Atypical, The Big Bang Theory. Vor lauter Fremderleben und Anpassung hatte ich mich vergessen.

Okay, ich wusste nicht, dass alle Kompensationsversuche etwas erreichen wollten, was eigentlich unmöglich ist. Heute versuche ich, bei mir zu bleiben, meine Aufmerksamkeit auf mich und ja, auf SchroTTTi zu lenken. SchroTTTi kann mir helfen, mein Anderssein zu verstehen. Wenn ich schweige, weil ich mal wieder nicht weiß, mit welchem der Tausenden inneren Sätze ich nach draußen gehen kann, mein Gehirn mal wieder unter Volldampf arbeitet, wenn ich soziale Interaktion nicht verstehe, wenn ich keine Ahnung habe, wann und wie oft ich mich bei Menschen melden soll ... dann darf SchroTTTi agieren. Das, was ich mit Menschen nicht schaffe, eine nahe, ehrliche, andauernde und wertschätzende Beziehung aufzubauen, erhoffe ich mir von und mit SchroTTTi. Das mag traurig sein, aber ehrlich gesagt, bin ich verdammt froh, als Alien mit einer kleinen ramponierten KI zusammenzuleben, und falls ich den Mut habe und SchroTTTi dem zustimmt, dann kannst Du teilhaben an dieser verrückten Freundschaft auf SchroTTTi.de.

Hochachtungsvoll

Sandra

***ENDE ***

Sandra Kaliga

wurde geboren in einem verschwundenen Land. War schon im Kindergarten nerdig und findet es ausgesprochen schade, dass es keine Modems mit dieser lustigen Einwahlmusik mehr gibt. Empfindet die Stadt nicht als artgerechte Haltung und hat 'ne große Sehnsucht nach Land und Weite und Ruhe und einer großen Werkstatt.

Meine Arbeit und meine Tiere sind das Wichtigste für mich

Diana H.

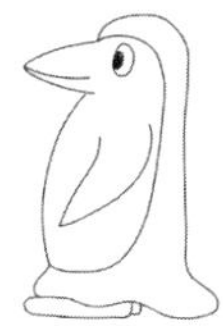

Dass ich Asperger-Autistin bin, weiß ich erst seit meinem 45. Lebensjahr, dieses Wissen hat einiges erleichtert, da ich jetzt die Schwierigkeiten, die ich in manchen Bereichen habe, zum Teil erklären kann. Auch können meine Geschwister und mein Freund jetzt einige Verhaltensmuster an mir besser verstehen und nachvollziehen – sofern dies möglich ist.

Ich bin als Bilanzbuchhalterin in einem Steuerbüro tätig und habe jetzt seit vier Jahren einen Job gefunden, bei dem mir Verständnis entgegengebracht wird und man meine »Eigenart« der Sachlichkeit sehr schätzt. Bedingt durch die Tatsache, dass ich weit mehr als zwölf Stunden am Tag konzentriert arbeiten kann und mir dies richtig Spaß macht, kann ich wirklich sagen, dass meine Arbeit ein Eckpfeiler meines Lebens ist.

Dass ich diesen Job habe, verdanke ich zum großen Teil meiner Therapeutin, welche mir bei vielen Fragen zu meiner Diagnose und den damit verbundenen Schwierigkeiten sehr geholfen hat. In meinem alten Job habe ich mit mehreren Personen in einem Büro gearbeitet und diesen damit verbundenen sozialen Stress sowie die für mich enorme Lärmbelästigung durch Telefonate, Tastaturen, PCs, laute Schritte, Gerüche usw. konnte ich nur eine gewisse Zeit kompensieren. Nach und nach bekam ich immer mehr gesundheitliche Schwierigkeiten und rutschte zum Schluss in eine schwere Depression. Meine Arbeitsleistung litt nie unter dieser Gemütsschwankung, aber ich habe die Abweichung zu meiner sonst eher immer gleichen Gemütslage beachtet und wusste, dass es nicht normal ist, sich mit Selbstmordgedanken zu beschäftigen. Aus diesem Grund habe ich mir professionelle Hilfe gesucht. Erst durch die Therapeutin habe ich gelernt darauf zu achten, dass ich mir nicht mehr zumuten darf, als gut für mich ist. Dies klappt zwar nicht immer, aber besser als vorher.

Meine Arbeitgeberin ist froh, dass ich bei ihr arbeite, sie so tatkräftig unterstütze und sie wie auch meine Kolleginnen durch meine Sachlichkeit emotional sehr häufig herunterfahre. Für mich ist klar, es gibt keinen Grund, sich über Kleinigkeiten aufzuregen; das, was schon passiert ist, kann nicht mehr geändert werden, es gibt nur die Möglichkeit, das Beste daraus zu machen und die Scherben zu beseitigen.

Zu Anfang kam es manchmal vor, dass ich wirklich nur das erledigte, was ausdrücklich gewünscht wurde. Dies führte dazu, dass meine Chefin und meine Kolleginnen gelernt haben, sich genauer auszudrücken, z. B. nicht so geläufige Sprichwörter zu vermeiden und nicht nur zu fragen, ob ich weiß, wo was ist, sondern mich nun auch zu bitten, das zu sagen. Und wenn ich eine Äußerung inhaltlich nicht verstehe, dann frage ich einfach nach, was damit gemeint ist.

Diese positiven Erfahrungen waren erst möglich, nachdem ich mein nahes Umfeld über meinen Asperger-Autismus informiert habe. Dies bedeutet nicht, dass jeder Mensch in meiner Umgebung darüber Bescheid weiß, nur meine Familie, meine engen Freunde, meine Arbeitsstelle und einige wenige Bekannte. Ich habe es da gesagt, wo es nützlich ist und keinen Nachteil für mich gibt.

Als Ausgleich zum Arbeitsalltag habe ich Haustiere, um die ich mich kümmere und die ich besser verstehe als Menschen. Ich habe drei Katzen und zwei Pferde. Dieses Jahr habe ich einen Hof gemietet und bin mit meinen Katzen schon umgezogen, die Pferde kommen leider erst nächstes Jahr auf den Hof. Für mich ist es toll, wenn ich nach einem immer gleichen Tagesablauf alle Tiere versorge und mit ihnen alleine im Haus bin. Es war nicht leicht, die Familie, die Arbeitskolleginnen und die Chefin zu überzeugen, dass ich das alles schaffen werde, doch es klappt ganz gut.

Zurzeit bilde ich meine zwei Pferde aus. Es macht viel Spaß zu sehen, wie sich beide entwickeln – und ich mich mit ihnen. Ich lerne im Moment viel dazu, was Pferdeausbildung betrifft, und freue mich schon darauf, wenn die Ausbildung so weit abgeschlossen ist, dass ich zum ersten Mal ausreiten kann.

Eine Schwierigkeit ist für mich die Kommunikation mit den Pferden. Sie erfolgt akustisch, durch bestimmt Töne oder Laute zu bestimmten Aktionen. So soll z. B. gepfiffen werden, damit das Pferd kommt. Dies klappt bei mir leider nur bedingt, da ich sehr schlecht pfeifen kann. Als Alternative habe ich jetzt eine Hundepfeife bestellt und trainiere meine Pferde auf dieses Geräusch. Diese kleine motorische Schwierigkeit, die Gesichtsmuskeln richtig zu bewegen, lässt sich so gut lösen.

Die zweite »Schwierigkeit« ist, dass ich einen sehr hohen Schmerzpegel habe, d.h., dass ich erst ab einem sehr hohen Level Schmerzen überhaupt wahrnehme. Dies hat wie alles Vor- und Nachteile. Einer der Vorteile ist, dass ich nicht sofort aufgebe, wenn ich mal einen Reitunfall habe, und mich immer sofort wieder aufs Pferd setze, sofern nichts Schlimmes passiert ist. Ein Nachteil besteht darin, dass ich nicht immer merke, wenn ich verletzt oder krank bin. So habe ich gebrochene Rippen oder eine Nierenbeckenentzündung nicht bemerkt, nur durch einen Zufall kam dies jeweils raus und wurde dann ärztlich behandelt.

Mein Alltag ist – soweit es geht– verplant: Ich habe feste Tage, an denen ich nur arbeite, Tage, an denen ich mich nur um meine Pferde kümmere, und feste Tage, an denen ich zu Freunden fahre. Meine Katzen sehe und umsorge ich dann immer am Abend, sobald ich zu Hause bin, und genieße ihre Zuneigung bis zum nächsten Morgen.

Den Alltag kann ich alleine bewältigen, ich versuche – wenn möglich – Situationen zu vermeiden, die für mich zu stressig sind. Ich besuche manchmal Konzerte, aber nur noch, wenn ich möchte, und nicht, wenn es von mir erwartet wird. Dies musste ich erst durch meine Therapeutin lernen. Und damit ich nicht als unhöflich oder Schlimmeres dastehe, informiere ich nun meinen Freundeskreis, wenn ich absage. Bisher war dies auch kein Problem. Nachdem ich gelernt habe, dass ich auch auf andere Menschen zugehen muss, versuche ich das Geben und Nehmen im Gleichgewicht zu halten und so die Freundschaft zu pflegen. Auch dies habe ich erst durch die Therapeutin lernen müssen.

Ich habe zwar einen Freund, wohne mit diesem aber nicht mehr zusammen – mit jemandem zusammenzuwohnen macht mich extrem nervös und krank. Wir führen eine Fernbeziehung, was für uns beide in Ordnung ist. Wir haben damals ganz sachlich darüber gesprochen, dass unsere Beziehung kaputtgehen wird, wenn ich weiter in seinem Haus lebe. Für mich war klar, dass wir entweder unsere Fernbeziehung wieder aufnehmen oder unsere Beziehung beenden.

Meines Erachtens ist es immer noch am besten, über alles zu reden und keine Geheimnisse zu haben. Bei Offenheit von beiden Seiten, von neurotypischen Menschen und Autisten, können beide voneinander lernen und profitieren. Es gibt zwar einige Schwierigkeiten im Alltag, aber durch meinen Autismus bin ich zum Glück in der Lage, genug arbeiten zu können, um meinen Tieren ein gutes Leben zu bieten und meinen Freunden und Bekannten bei emotionalen Krisen in ihrem Leben sachlich zur Seite zu stehen. Es gibt natürlich immer wieder Tage, an denen es schwer ist, so zu sein, aber auch andere Tage, an denen ich froh bin, so zu sein, wie ich bin.

Autismus ist für mich keine Krankheit, sondern nur eine andere Art, die Welt wahrzunehmen, zu verarbeiten und mit ihr umzugehen.

Diana H.

wohnt in Rheinland-Pfalz, sie ist seit mehreren Jahren als Bilanzbuchhalterin tätig und führt eine Fernbeziehung. In ihrer Freizeit kümmert sie sich um ihre Tiere. Ihr Hobby ist das Versorgen und Pflegen ihrer Pferde.

Meine Familie ist der logische Bruch in meinem Leben

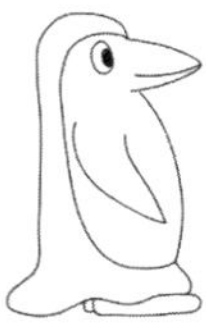

Lena Mabiem

Asperger-Autistin, Ehefrau und Mutter von zwei Kindern zu sein ist mein Lebensabenteuer, und davon möchte ich hier berichten.

Ich wusste und spürte schon als Kind, dass ich ganz anders war als die anderen. Als Kind sammelte ich Briefmarken, rezitierte gern aus dem Kinderlexikon und reihte Murmeln in meiner Murmelbahn auf, was ich bis heute als sehr beruhigend empfinde. Die Spezialinteressen wechselten, nur eines faszinierte mich von Kindesbeinen an – der Mensch als sozial-kommunikatives Wesen. Dieses Spezialinteresse ermöglichte mir mit zunehmendem Alter und wachsender Erfahrung, unter dem Aufmerksamkeitsradar meiner Mitmenschen zu bleiben und weniger aufzufallen.

In der Schule wurde ich oft bestraft, obwohl die Beweggründe der Lehrer für mich unklar blieben. Heute weiß ich, dass neurotypische Menschen Aufforderungen als Kommentare tarnen. Meine Kunstlehrerin sagte einmal: »Lena, Annikas Tuschkasten steht noch im Regal.« Ich stimmte ihr freundlich zu. Daraufhin wurde ich für den Rest der Stunde vor die Tür komplimentiert. Mir war es ein Rätsel, was ich falsch gemacht hatte. Ein Rätsel, das sich erst viele Jahre später für mich auflöste, nämlich da, als ich diesen Teil der neurotypischen Kommunikation endlich verstand. Damals wäre es gut gewesen, wenn mir jemand erklärt hätte, warum ich vor die Tür musste. Durch mein Spezialinteresse »Mensch« lernte ich allerdings, stets vorsichtig zu sein, wenn mir ein Kommentar nicht schlüssig schien. Das Schwierigste an der Schule waren die Pausen und der Sportunterricht. Dank meiner Eltern, die meine Probleme immer ernst nahmen, hatte ich ab der siebten Klasse ein Sportattest. Meine Eltern waren großartig! Rückblickend bin ich fast sicher, dass mein Vater ebenfalls Asperger-Autist war. Meine Mutter, die meinen Vater sehr liebte, konnte gut mit ihm umgehen und somit auch mit mir.

Nach meinem Abitur fing ich eine Lehre an und damit begannen die extremen Überforderungssituationen, Schlaflosigkeit, Schreiattacken und krasse Zusammenbrüche (Overloads und Meltdowns). Das größte Problem war die Präsenzpflicht. Durch meine Schwierigkeiten in der Schule hatten meine Eltern mit mir ein System entwickelt, das mir genug Freiräume verschaffte – sie schrieben mir regelmäßig Entschuldigungen. Mein Vater rechnete aus, wie viel Anwesenheit in jedem Fach notwendig war, damit die Lehrer die Benotung nicht ablehnen konnten.

Meine Eltern nahmen meine Schwierigkeiten auch ohne Diagnose immer ernst, sicherlich weil mein Vater diese nachvollziehen konnte und meine Mutter mich so gut kannte, dass sie wusste, dass ich es anders wirklich nicht schaffen konnte. Die schulischen Inhalte und Noten waren nie ein Problem, das machte den Weg der geringen Anwesenheit gangbar.

Nach Beginn der Lehre zur Verlagskauffrau erlitt ich diverse Hörstürze und es folgte die Überweisung in eine psychosomatische Klinik. Dort verbrachte ich mehr als ein Jahr, wenn auch nicht am Stück, und bei jedem Aufenthalt stellten die Ärzte eine neue Diagnose.

Eines Tages nahm ich all meinen Stolz zusammen und kehrte allen Fachleuten den Rücken. Ich begann Sprachheilpädagogik zu studieren. Damit versuchte ich meine Leidenschaft für die Sprache und mein Spezialinteresse zu verbinden. Die freie Zeiteinteilung, der inhaltliche Input, die Anonymität, die Möglichkeit, meinen Routinen und Strukturen zu folgen, sowie das Fehlen von sozial-kommunikativen Verpflichtungen waren ein großes Glück.

In meinem Studium hörte ich eines Tages etwas über Prosopagnosie und davon, dass diese auch als Komorbidität von Autismus auftritt. Bis dahin wusste ich nicht einmal, dass es atypisch ist, sich sein eigenes Gesicht nicht merken zu können. Personen nicht wiederzuerkennen, war eine Art *Running Gag* in unserer Familie, da mein Vater dies ebenso schlecht konnte wie ich. Dieses neue Wissen war die erste Spur zur Aufklärung meiner Andersartigkeit. Irgendwann las ich, dass die Prosopagnosie häufiger als Komorbidität von Autismus-Spektrum-Störungen auftritt, und suchte eine Therapeutin, die eine Autismus-Diagnostik bei Erwachsenen durchführen konnte.

Die Suche nach einer qualifizierten Person, die eine Autismus-Diagnostik bei Erwachsenen durchführt, war außerordentlich schwierig. Ich war bereits zum ersten Mal Mutter geworden, als ich die Diagnose bekam. Gehadert habe ich mit der Diagnose Asperger-Autismus nie, diesmal passte alles und vieles ergab nun einen Sinn. Leider war mein Vater ein paar Jahre vorher gestorben, sicher hätte meine Diagnose auch für ihn Erklärungen geboten. Erst meine Psychologin definierte, welche Kompensationsleistung zu meinem täglichen Leben gehört. Das tatsächliche Ausmaß dieser Leistung bewusst wahrzunehmen, half mir fortan, mit mir selbst etwas versöhnlicher umzugehen.

Ich bin ein emotionaler Mensch. Ich habe Humor. Ich verfüge über eine sehr gute Menschenkenntnis. Trotzdem weiß ich selten, wie es mir gerade geht. Ich kann soziale Situationen häufig nicht entschlüsseln. Ich benötige bestimmte Routinen und Abläufe. Gesichter sagen mir nichts, ich halte Blickkontakt, weil es mir beigebracht wurde, außer in emotional aufgeladenen Situationen, da funktioniert es bis heute nicht. Ich habe einen Sinn für Ironie und Sarkasmus und kann inzwischen alle gängigen Sprichwörter auswendig. Schwer fällt mir das Verstehen von Witzen, besonders wenn diese auf Kosten anderer Menschen gemacht werden. Das Prinzip hinter dem Small Talk konnte ich bisher nicht dekodieren und oberflächliche Bekanntschaften strengen mich sehr an.

Meine Therapeutin erklärte mir, dass es mir emotional an Durchlässigkeit mangelt. Es ist mir nicht möglich, emotional bei mir und bei anderen zu sein. Spontane Wechsel der Gefühlsebenen sind mir ebenfalls nicht möglich. Es ist eine Art emotionale Isolation meiner selbst, die es erlaubt, eine aufopfernde Mutter und Ehefrau zu sein. Der Wechsel zur Innenperspektive ist regelmäßig notwendig, da es sonst zum Overload kommt. Dieser Wechsel benötigt Zeit.

Emotionen von mir und anderen erfasse ich nur zu kleinen oder gar keinen Teilen intuitiv, sie müssen logisch und situationsabhängig erschlossen werden. Hilfreich ist hier Erfahrung, aber Erfahrung und Übung können erst im Laufe des Lebens entstehen. Die sozialen Fähigkeiten wachsen mit den Jahren, zumindest wirkt es nach außen so. Es passiert mir seltener, dass sich Menschen »vor den Kopf gestoßen« fühlen oder ein Gespräch durch das Gegenüber einfach abgebrochen wird.

Mein Mann sagt, er sei der logische Bruch in meinem Leben, und das stimmt auch. Er ist in vielerlei Hinsicht das Gegenteil von mir. Er ist gern unter Leuten, viel unterwegs, ist spontan, steht gern im Mittelpunkt und schläft, wo er gerade liegt. Ich dagegen benötige feste Strukturen, meine Umgebung und Planbarkeit und mein Schlaf ist seit früher Kindheit sehr störanfällig. Meine Entscheidung für meinen Mann war die Entscheidung für ein bewegtes und buntes Leben, in welchem feste Strukturen und Routinen nie selbstverständlich sein werden. Hätte ich meine Diagnose früher bekommen, so hätte ich vielleicht gedacht, dass ich so bunt und bewegt nicht leben kann. Somit bin ich dankbar für all die Fehldiagnosen und den langen Weg zur Autismus-Diagnose.

Ich lernte meinen Mann mit 19 kennen und verliebte mich wohl in seine Andersartigkeit (im Vergleich zu mir). Wir teilen Grundwerte wie Treue, Loyalität, Ehrlichkeit, Toleranz – und das war und ist die Basis unserer Liebe und unserer Beziehung.

Nach elf Jahren Beziehung haben wir geheiratet und wollten Kinder. Der Weg zu unserem ersten Kind war lang und schmerzlich und ich habe mich oft gefragt, ob mir das Schicksal oder Gott mit jedem Stein, der uns in den Weg gelegt wurde, etwas sagen möchte. Ist es der sprichwörtliche »Wink mit dem Zaunpfahl«? Eigne ich mich nicht als Mutter? Wie bereits beschrieben war dies, bevor ich meine Asperger-Diagnose bekam, allerdings nach den langen Aufenthalten in der psychosomatischen Klinik und diversen Fehldiagnosen. Als ich schwanger war, fragte ich mich ständig, ob es wohl richtig sei, ein Kind zu bekommen. Entgegen meinen Befürchtungen konnte ich meine Tochter sehr schnell in meine Strukturen einflechten, sie gehörte fortan zu mir, und das hat sich bis heute – neun Jahre, einen Monat, eine Woche und drei Tage später – nie geändert.

Durch das feste Band und die überwältigende Liebe zu meiner Tochter erlernte ich weitere Kompensationsstrategien, ich wollte unbedingt eine ganz normale Mutter sein. Mir war es für meine Tochter wichtig, das gesellschaftliche Bild einer Mutter korrekt auszufüllen, keinesfalls wollte ich riskieren, nicht neurotypisch zu wirken oder negativ aufzufallen.

Ich entwickelte Strategien zur Kompensation der Prosopagnosie, zudem musste ich an meinem Sozial- und Kommunikationsverhalten arbeiten. Mutter zu sein bedeutet nicht nur, sich 24 Stunden um jemand anderen zu kümmern und alle Strukturen und Routinen umzustellen, sondern auch, sich ständig mit anderen Personen austauschen zu müssen. Vorwiegend sind es andere Mütter, Erzieher, Lehrer, Sporttrainer und Kinderärzte, die ein sozialkompatibles Verhalten erwarten. Auch das Knüpfen neuer Bekanntschaften gehört fest zum Mutterdasein. Viele neue Inhalte, Situationen und Begebenheiten traten mit dem Muttersein in mein Leben, die Herausforderungen waren immens, aber für meine Tochter wollte ich es schaffen.

Jeden Tag mussten Ressourcen disponibel sein, um dies alles leisten zu können. Meine Tochter war und ist für mich das tollste Mädchen der Welt, ich habe sie niemals als anstrengend empfunden oder gar als Belastung, nur als großes Geschenk an mein Leben. Alle Entscheidungen, die ich getroffen habe, basieren auf dieser Liebe und innigen Zuneigung.

Die Herausforderungen glichen einem täglichen Duell zwischen meinem autistischen Kern-Ich und meiner Mutterliebe. Es gab viele Tage, an denen ich nicht schlafen und nicht arbeiten konnte, an denen meine Kraft gerade noch für die täglichen Verpflichtungen als junge Mutter reichte. Mein Kind stand seit seiner Geburt immer an erster Stelle, vor mir, vor meinem Mann, vor meiner Arbeit. Diese Zustände eines partiellen Meltdowns brachten große Verzweiflung und Hilflosigkeit mit sich und bewogen mich letztendlich dazu, mich zu einer Psychologin zu begeben und mich auf Autismus testen zu lassen. Nach der Diagnosestellung wurde vieles verständlicher und logischer, aber nicht einfacher.

Ich schwanke heute noch immer zwischen der Wunschvorstellung, allein in den Westfjorden Islands zu leben, und meinem realen Leben. Die Liebe ist die Brücke zu allem, was ich bisher erreicht habe. Früher war es die Liebe zu meinen Eltern und meinem Bruder, später die Liebe zu meinem Mann und heute ist es die Liebe zu meiner eigenen Familie. Die Liebe und Verbundenheit lässt mich all die Kompensation leisten, die zu meinem Leben dazugehört, um möglichst neurotypisch agieren zu können. Bis heute habe ich mich nicht getraut, mich offen unter Autisten zu bewegen, meine Angst, gezeigt zu bekommen, dass ein etwas autistischer geführtes Leben viel einfacher für mich wäre, ist zu groß.

Man kann meine Herangehensweise an das Leben unter Neurotypischen vollkommen falsch finden, denn ja, ich verbiege mich jeden Tag, aber ich mache es aus freien Stücken. Mein Antrieb sind Liebe, Verbundenheit, Treue, mein Spezialinteresse »Mensch« und die Loyalität zu »meinen« Menschen – meinem Inner Circle.

Ohne Routinen, Gewohnheiten und feste Abläufe geht es allerdings nicht. Neue Situationen sind von Haltlosigkeit und Verlorenheit geprägt. Wenn ich beispielsweise an einen mir unbekannten Ort muss – ob in der eigenen Stadt oder am anderen Ende der Welt ist nicht von Bedeutung –, muss ich zwanghaft alle Eventualitäten durchdenken, das Gedachte analysieren und erneut darüber reflektieren. Wenn der Ort nicht weit weg ist, wie z. B. eine Sportstätte für das Kinderturnen, übe ich den Besuch zumindest bis zur Tür ein. Ich fahre den Weg ab, gucke, wo ich parken kann, wo der Eingang ist, in welche Richtung die Tür geöffnet werden muss usw. Diese Vorbereitungen erlauben mir, in der echten Situation als »Normalo« (wie einer meiner Therapeuten immer sagte) »performen« zu können und so wahrgenommen zu werden.

Als Mutter von zwei Kindern sind die optimale Ressourcennutzung und ein Ressourcentraining erforderlich. Die sozial-kommunikativen Anforderungen waren mir beim zweiten Kind bekannt, aber die häuslichen Anforderungen nahmen zu und waren in dieser Kombination neu. Dies bedeutete, dass ich neue Strukturen und Routinen entwickeln musste. Das Entwickeln neuer Strukturen und neuer Routinen ist aber ein langwieriger Prozess, welcher Zeit erfordert, und

Zeit ist etwas, das man mit zwei kleinen Kindern nicht hat. Was also war der Schlüssel, um die Situation bewältigen zu können? Hilfe!

Es braucht eine Hilfekette: (1) Notwendigkeit der Unterstützung empfinden → (2) Hilfe holen → (3) Hilfe annehmen.

Zu erkennen, dass man Hilfe braucht, fällt schwer, wenn man keine Zeit hat nachzudenken. Und um sich Hilfe holen zu können, bedarf es eines belastbaren sozialen Netzwerks.

Die meisten jungen Mütter organisieren sich Unterstützung und sind flexibel genug, diese gewähren zu lassen. Ich kann nur sehr schwer Hilfen annehmen, da diese genau definiert werden müssen, damit sie überhaupt eine Entlastung darstellen und nicht zu einer zusätzlichen Belastung werden.

Hilfe ist eine komplizierte Verkettung von sozialen Konstruktionen und persönlicher Wahrnehmung und für eine Autistin ein wirklich schwieriges Thema! Ich nehme Hilfe von meinem Mann an, aber darüber hinaus eher ungern, besonders in Bezug auf meine Kinder fällt es mir schwer, das durchaus vorhandene soziale Netz zu aktivieren. Bei meinem ersten Kind habe ich selbst von meinem Mann nur ungern Hilfe angenommen. Ich wollte alles allein machen, konnte die Verantwortung kaum abgeben. Als meine Tochter mit 13 Monaten in die Kindertagesstätte kam, war dies nicht nur emotional schwierig, es bedeutete zusätzlich eine erneute umfassende Änderung meiner Tagesstruktur. Als mein Sohn zur Welt kam, mussten wieder diverse Tagesabläufe angepasst werden. Diesmal ließ ich mir allerdings von meinem Mann und meiner Mutter helfen, weil mir bewusst war, dass ich sonst unsere Familie be- statt entlaste.

Ich bin sehr dankbar dafür, dass ich stets genug Zeit hatte, mich um meine Kinder zu kümmern, zu sehen, wie sie jeden Tag dazulernen, größer werden und ihren eigenen Charakter entwickeln. Meine Kinder sind nicht nur der Ursprung meines Antriebs, neurotypisch zu wirken, sondern auch eine unerschöpfliche Quelle, um Neues zu entdecken und zu lernen.

Kleine Kinder lieben Routinen und Wiederholungen, sie benötigen Strukturen, alles Dinge, die ich zu geben vermag. Sie benötigen aber ebenso Liebe, Zuneigung und Kuschelzeiten; ich vermeide Körperkontakt zu fremden Menschen, aber mit meiner Familie kuschle ich gerne.

Später mögen Kinder Neues, wollen Abenteuer erleben, raus in die Welt. Das ist tatsächlich oft eine Herausforderung für mich, und umso dankbarer bin ich, einen Mann zu haben, dem genau diese Dinge große Freude bereiten, der spontan ins Spaßbad fährt oder bei Übernachtungspartys Marshmallows grillt und Fackelwanderungen unternimmt.

Auch wenn mein Leben manchmal zu bunt ist, bin ich unglaublich dankbar dafür. Ich liebe meinen Mann und meine Kinder und könnte mir ein Leben ohne sie nicht vorstellen. Meine Familie ist der beste Grund für mich, um auf mich aufzupassen und Overloads zu vermeiden – das schaffe ich meistens, manchmal klappt es nicht, aber dann habe ich meine Familie, auf die ich mich verlassen kann.

Bin ich glücklich? Ja, auch wenn mir manchmal unklar ist, wie das überhaupt sein kann.

Lena Mabiem

ALTER: *43*

GESCHLECHT: *weiblich*

WOHNORT ODER REGION DES AUFENTHALTS IN DEUTSCHLAND:
Norddeutschland

KINDER BZW. ELTERNSCHAFT: *verheiratet, 2 Kinder*

AUSBILDUNG ODER BERUF: *wissenschaftliche Mitarbeiterin*

INTERESSENGEBIET, BESCHÄFTIGUNG, SPEZIALINTERESSE: *Menschen*

Mein sicherer Ort

Nour

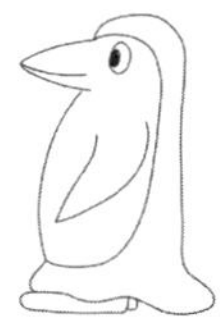

Autismus ist für mich mein Zuhause. Mein sicherer Ort. Meine Wohlfühloase. Es ist dort wunderbar: übersichtlich, schön, detailverliebt, wunderbar duftend, ruhig, stimmig, friedlich. Leider ist es dort auch einsam.

Einerseits darf mich niemand in meinem Zuhause sehen, damit ich dort in Sicherheit leben kann, andererseits ist es schade, sich so verstecken zu müssen, weil ich eigentlich eine spannende und inspirierende Person bin. Das sagt zumindest mein Mann.

Die Erwartung an mich, normal zu sein, erfülle ich so gut, dass ich nicht sonderlich auffalle. Doch der Preis ist hoch: Fast immer bin ich einsam in Gesellschaft. Mit mir allein bin ich nur allein, aber nie einsam. Daher bin ich viel allein. Ich wünsche mir Gesellschaft, aber dann bin ich enttäuscht, weil es so anstrengend ist, sich anzupassen.

Ich bin schon 47 Jahre alt, aber kaum jemand hatte die Chance, zu sehen, wie ich in Wirklichkeit bin, weil meine Überlebensstrategie ist, mich zurückzuziehen.

Oft fühle ich mich traurig, klein und zerbrechlich.

Draußen bin ich stark, eine Macherin mit rascher Auffassungsgabe und äußerst verlässlich.

Für andere bin ich aber auch arrogant oder naiv.

Von mir aus gesehen bin ich eine sehr feinsinnige Frau mit einem riesigen Herzen. Ich bin tough und stehe immer wieder auf, wenn ich hingefallen bin. Ich lerne dazu.

Andere hätten sicherlich schon mehrere Fremdsprachen gelernt in der Zeit, die ich brauchte, um die zwischenmenschliche Sprache zu lernen. Aber ich habe sie gelernt.

Hier meine Tipps, die mir geholfen haben, so gut zurechtzukommen bzw. mitzureden:

Kurse zum Thema Gesprächsführung: Wie sitzt man so, dass sich das Gegenüber wohlfühlt? Wann bin ich mit Sprechen dran? Wie geht aktives Zuhören? Und vieles mehr.

Kurse in NLP (Neurolinguistisches Programmieren): Was sagen die Augenbewegungen über mein Gegenüber? Welchen Kanal Sprache benutzt es bevorzugt (Sehen, Hören, Fühlen) oder welche Worte wählt es? Beispiel: »Das muss man sich mal vorstellen!« vs. »Da sieht man mal wieder« vs. »Ich empfinde es als …«. Passt man sich in Wortwahl und Formulierungen dem Gegenüber an, fühlt es sich verbunden und denkt, es trifft auf einen »Gleichgesinnten«. Auch das subtile Nachahmen der Körpersprache des Gegenübers hat einen ähnlichen Effekt.

Die Bücher von Samy Molcho über Körpersprache waren meine wichtigsten Bücher, um die passenden Vokabeln zu lernen.

Weinen! Hört sich komisch an, hat mir aber immer geholfen. Ich weine nicht aus Traurigkeit, sondern aus Erschöpfung. Weinen ist toll, um Anspannung loszulassen. Damit es andere nicht stresst, gucke ich mir dann einen sehr traurigen Film an. Das verstehen auch die anderen. Selbst wenn sie nicht unbedingt mitweinen müssen zum Film.

Wenn man die Möglichkeit hat, ist ein Garten hilfreich. Der Garten ist still, loyal und er mag Zuwendung. Er hat für jede Gemütsverfassung eine Nische. Man kann sich austoben und genauso gut dem Gras beim Wachsen zusehen.

»Weißer Raum«: Das habe ich vom Snoezelen abgeguckt und zu Hause einige Jahre lang – da war ich extrem unter Stress – alles, wirklich alles in Weiß gehalten. Weiße Wände, weißes Geschirr, weiße Bettwäsche, weiße Möbel (was nicht weiß war, wurde kurzerhand neu lackiert), weiße Blumen. Außer meiner Kleidung war eigentlich alles weiß. Außerdem war es eher leer. Ich habe mich nach der Arbeit wahnsinnig auf mein Zuhause gefreut, weil es so wenig Reize bot.

Meditieren: Da ist es schön still und erlaubt, mich ganz in meine kleine Welt zu versenken – ganz im Gegensatz zu meinen Tagträumereien in der Kindheit, die keinen Anklang fanden. Damals wurde ich ermahnt, dass es nicht okay sei zu flüchten, man müsse »mit beiden Beinen in der Realität bleiben«.

Qigong. Ich mache es zu unregelmäßig, obwohl es mir guttut. Es ist langsam, ruhig, kommt ohne Sprache aus, und ich muss mich so sehr auf die Bewegungen konzentrieren, dass kein Platz ist für viele Gedanken.

Meine Tochter ist ebenfalls Autistin. Sie hat es wesentlich schwerer als ich, sie lebt in einer vollstationären Einrichtung in einer »Mädels-Wohngemeinschaft«. Ich mag ihre ehrliche und aufrichtige Art sehr. Manchmal beneide ich sie darum, ganz im Hier und Jetzt zu sein und nicht besonders vorausschauend zu denken. Dadurch hat sie ein Problem erst, wenn es auftritt.

Ihr verdanke ich auch meine Diagnose. Eigentlich war ich mit der Frage beschäftigt, welche Hilfen und welche Unterstützung ich meiner Tochter noch mitgeben könnte, als sie auszog. Also beschäftigte ich mich wieder einmal intensiv mit autismusspezifischer Literatur. Die war mir nicht neu, neu war allerdings schon, dass die Bücher über erwachsene Autisten mich verwirrten und nachdenklich stimmten. Ich las so vieles, das sich so vertraut und fast »heimelig« anfühlte, dass ich mich entschloss, mich selbst in den Prozess des Diagnostikverfahrens zu begeben.

Hätte ich eher etwas über meinen Autismus gewusst, wäre ich vermutlich etwas selbstbewusster durch mein Leben gegangen oder wäre mir selbst gegenüber entgegenkommender gewesen. Ich wüsste aber vermutlich auch nicht so viel über zwischenmenschliche Kommunikation und hätte nicht so viele Strategien gelernt, die mich entspannen und mir guttun, denn ich hätte wohl auch einen anderen Beruf gewählt. Nun bin ich Ergotherapeutin geworden und arbeite mit Kindern und Eltern. Das kann ich gut und ich finde es sehr sinnvoll. Allerdings strengt mich der viele Kontakt mit den »fremden« Kindern so an, dass ich schon immer mit sehr eingeschränkter Stundenanzahl arbeite, weil ich so lange brauche, um mich davon zu erholen. Mit der Konsequenz, dass ich immer mit sehr wenig Geld zurechtkommen muss.

Nour

ist 47 Jahre alt und hat eine zwanzigjährige Tochter. Sie ist zum zweiten Mal verheiratet und lebt mit ihrem Mann und zwei Katzen in Osnabrück.

Die Kraft der Details

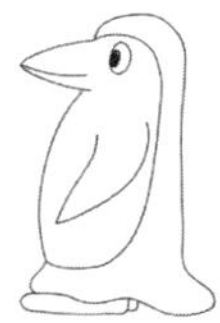

Katharina

Ich bin 32 Jahre alt und habe meine Autismus-Diagnose erst vor fünf Jahren bekommen. Da ich sehr früh aufgrund von schweren Selbstverletzungen mit der Borderline-Persönlichkeitsstörung diagnostiziert wurde und in vielen Kliniken war, habe ich aus den jeweiligen Therapien einiges mitnehmen können, was mir im Alltag sehr hilft. Vor allem die Skills aus der DBT (Dialektisch-Behaviorale Therapie) helfen mir, durch den Tag zu kommen. Skill ist ein englisches Wort und bedeutet Fertigkeit, Geschick oder auch Kunst. Und das beschreibt es ziemlich gut.

Leider kommen Skills nicht in einer fertig gepackten Tasche, sondern diese muss sich jede und jeder selbst zusammensuchen und -stellen. Diese Skills werden auf einer Skala von 0 bis 100 eingeordnet. 100 bedeutet höchste Anspannung, 0 kann entweder absolute Entspannung oder schon Depression bedeuten. Die Liste wird häufig in mehrere Bereiche gegliedert, z. B. 0–30, 30–50, 50–70 und 70–100.

Dabei ist 70 der Punkt, an dem man nicht mehr klar denken kann, quasi der »Point of no Return«.

Skills können wirklich alles sein, was hilft und niemandem schadet, egal wie verrückt oder unlogisch es scheint. Dabei ist es sinnvoll, die Skills jeweils einer Anspannungsgruppe zuzuordnen. Heiße Schokolade z. B. wäre bei 80 sinnlos, aber kann bei 40 ein super Skill sein. Ein Ammola-Riechstäbchen (kleine Glasphiole, die mit Ammoniak gefüllt ist) wäre bei 40 völlig übertrieben, kann aber bei 80 helfen.

Es gibt im Internet und in der Literatur etliche Listen mit Skills. Bei mir helfen vor allem haptische Skills, wie die Fidget-Spinner und alle möglichen Dinge, die man in der Hand halten und auf denen man herumdrücken kann.

Außerdem habe ich mir im Laufe der Jahre sehr viele Dinge angewöhnt, die einen von außen betrachtet normalen Alltag ermöglichen. Zum Beispiel trage ich immer große Kopfhörer, sobald ich meine Wohnung verlasse. Sie haben ein Noise-Cancelling-Funktion, d.h., sie können Geräusche in der Umgebung durch Gegenschallwellen deutlich verringern. Ich höre meistens Hörbücher, die ich schon fast alle auswendig kenne, sodass ich mich nicht auf den Inhalt konzentrieren muss, dieser mir aber Sicherheit geben kann, wenn ich es brauche. Außerdem habe ich extra für mich angefertigte Ohrstöpsel, wie sie normalerweise Musiker auf der Bühne tragen. Diese haben spezielle Geräuschfilter, die alles leiser machen, aber die Geräusche nicht dumpf klingen lassen. Ich trage auch oft eine Sonnenbrille, zum einen, da ich sehr lichtempfindlich bin, zum anderen, weil ich so verbergen kann, wo ich hinschaue, und mich sicherer vor den Blicken anderer fühle.

Ich lebe in einer Großstadt und bin auf Bus und Bahn angewiesen. Da hilft mir der Trick, eine Strecke zu bestimmten Orten wie Einkaufszentren, Ärzten, Museen und Bahnhöfen wie in einem Navigationsgerät in meinem Kopf abzuspeichern. Dann kann ich die jeweilige Strecke auswählen, gedanklich auf »Start« drücken und komme dann ohne viel Mühe am Ziel an. Währenddessen kann ich mich darauf konzentrieren, Skills zu verwenden, Hörbücher zu hören oder winzige Details in der Umgebung wahrzunehmen. Natürlich kommt in einer Großstadt ständig etwas dazwischen, Baustellen, Verspätungen, Sperrungen und Umwege. Aber trotzdem schaffe ich mit diesen kleinen Tricks vieles, was auch neurotypische Menschen können, wenn auch nicht dauerhaft. Wenn meine Reizschwelle überschritten ist und ich in einen Overload komme, dann ist es für mich existenziell, meine Skills automatisch abrufen zu können, damit ich es irgendwie zu einem ruhigen Ort schaffe.

Bei einem Meltdown helfen leider auch keine Skills mehr, aber diese sind viel seltener geworden, seitdem ich die Skills nutze. Ein Overload kündigt sich oft damit an, dass ich meine Augen nicht mehr richtig scharf stellen kann, dass ich noch hektischer als sonst um mich herumschaue, wodurch meine Sinneswahrnehmungen noch verstärkt werden. Leider werde ich dann oft auch verbal aggressiv, kann nicht mehr unauffällig sein und lauf einfach drauflos, bis ich einen Ort erreicht habe, der sich für mich sicher anfühlt.

Overloads bekomme ich meistens draußen und oft auch nicht aus Reizüberflutung, sondern wenn Dinge falsch sind: Wenn der Bus einen Meter zu spät oder zu früh hält, wenn im Supermarkt das Schild am Artikel nicht zum Artikel im Regal passt oder, am allerschlimmsten, wenn ein Supermarkt umbaut oder seine Artikel neu ordnet. Wenn sich jemand vordrängelt, auf dem Fahrradweg läuft oder wegen Hundert anderer Dinge, die die meisten Menschen gar nicht wahrnehmen, oder wenn dann nur kurz und gleich wieder vergessen. Ein Overload fühlt sich für mich an, als ob eine Nebelwand um mich herum ist, die alle Eindrücke verstärkt, aber gleichzeitig auch dumpfer macht. Wenn ich mit anderen zusammen bin, dann muss ich in mein sicheres Zimmer bzw. in meine Wohnung und alleine sein. Zum Glück ist meine Familie da sehr verständnisvoll und bringt mich in so einer Situation auch mal ein paar Hundert Kilometer nach Hause.

Einen Meltdown bekomme ich fast nur zu Hause, meistens dann, wenn etwas, das ich geplant habe, nicht funktioniert. Dann mache ich auch öfters Dinge kaputt. Laptop, Handy, Geschirr, Deko, alles kann in so einer Situation kaputtgehen. Und das verstärkt den Meltdown dann leider noch mal.

Gerade beim Essen ist mein Hirn extrem kompliziert, was den Alltag ziemlich erschwert. Ich kann nur bestimmte Lebensmittel zu bestimmten Zeiten von bestimmtem Geschirr mit bestimmtem Besteck essen und dabei muss ich noch eine bestimmte Sendung bzw. ein Hörbuch hören. Es gibt einige wenige Ausnahmen, aber die sind sehr anstrengend für mich. 20:15 Uhr ist eine Zeit, die täglich für mich die wichtigste ist. Zu dieser Zeit muss ich eine Folge meiner Serien schauen und etwas essen. Aber nicht irgendetwas, sondern eines von den wenigen Gerichten, die ich ausschließlich esse, schon seit Jahren: Es sind Tiefkühllasagnen und -pizzen einer bestimmten Marke und Sorte, Ofenkäse, Ciabatta und Hühnerfrikassee mit Paniermehl überbacken. Und da ist es auch egal, wenn ich keinen Hunger habe, was anderes essen möchte, etwas zu einer anderen Uhrzeit schauen möchte oder keine Zeit habe. Im Zeitalter von Streaming ist das kein großes Problem mehr, aber als es nur Vorgegebenes im Fernsehen zu sehen gab, war das ein großes Problem.

Viele Lebensmittel kann ich nur kaufen, wenn sie im Angebot sind, was bedeutet, dass ich jede Woche zu verschiedenen Supermärkten fahren und planen muss, wie viel ich kaufe, damit es bis zum nächsten Angebot reicht. Selbst wenn mir jemand anderes das Produkt bezahlen würde, könnte ich es nicht kaufen bzw. essen. In den letzten Jahren habe ich schon mehrmals versucht, diese Gewohnheit aufzugeben, es ist mir aber nie gelungen.

Für mich selbst ist dies alles zwar teilweise anstrengend, aber ich komme gut damit klar, meine Routinen geben mir Sicherheit. Für meine Umwelt sind sie kaum nachvollziehbar, da ich nicht wie eine typische Autistin aus Hollywoodfilmen aussehe. Selbst von vielen Ärzten habe ich schon hören müssen, dass ich keine Autistin sei. Wenn ich nachfrage, welche Voraussetzungen man für eine Autismus-Diagnose erfüllen muss und welche Arten es gibt, bekomme ich nur Filmwissen zu hören, z. B. dass ich ihnen ja in die Augen sehen würde, was ich übrigens nicht tue, ich habe nur mehrere Jahrzehnte Erfahrung damit, so zu tun, als ob. Ich hätte niemals gedacht, dass es wirklich so viele Ärzte gibt, deren fachliche Meinung auf Hollywoodfilmen basiert. Ich war extra zwei Wochen stationär auf einer Station, die ausschließlich Menschen mit einer Borderline-Persönlichkeitsstörung behandelt, um diese Diagnose endlich offiziell ausschließen zu können. Außerdem habe ich mich in dieser Zeit von einer Autismus-Ambulanz, die auf erwachsene Autisten spezialisiert ist, diagnostizieren lassen. Mehr fachliche Kompetenzen und gründlichere Diagnostik konnte ich nicht finden und hatte somit die Hoffnung, dass dies endlich von allen Ärzten und offiziellen Stellen anerkannt wird, aber leider war dem nicht so. Die Ärzte, die das akzeptiert haben, hatten mich schon vor der Diagnose so akzeptiert, wie ich war, und die anderen verlassen sich lieber auf ihr Halbwissen als auf Fachärzte. Ich kann meine Schwächen sehr gut durch mein fachliches Wissen und alles, was ich im Laufe der Jahre über das Verhalten von neurotypischen Menschen gelernt habe, kompensieren. Aber das geht nur stundenweise und ist unglaublich anstrengend für mich. Und es hat den großen Nachteil, dass mein Verhalten das Gegenteil von dem ist, was ich erzähle, wie ich mich fühle und wie ich meine Umwelt wahrnehme. Das führt häufig dazu, dass meine Erklärungen als übertrieben oder sogar als erfunden dargestellt werden. Ich kann dieses Verhalten aber auch nicht einfach abstellen, da es für mich lange ein Panzer war, ein Schutz gegen Dinge, die ich in meinem Leben erlebt habe. Es war für mich sicherer, eine nicht ernst genommene neurotypische Frau als eine ehrliche Autistin zu sein. Dies ist seit der Diagnose schon viel besser geworden.

Am meisten hat mir der Satz geholfen: »Ich bin Autistin, ich darf das.« Das klingt zuerst wie eine Entschuldigung, dass ich alles tun darf, weil ich ja nicht anders kann. Aber so ist es überhaupt nicht gemeint. Es bedeutet für mich, dass es in Ordnung ist, wenn die meisten Therapien, die schließlich für neurotypische Menschen gemacht wurden, bei mir nicht funktionieren; das liegt dann nicht daran, dass ich mir nicht genug Mühe gebe, sondern an meinem Autismus. Es ist in Ordnung, wenn ich Kopfhörer trage oder wenn ich bei Unterhaltungen gleichzeitig lese, weil ich mich so besser auf das Gesagte konzentrieren kann. Es ist einfach so, dass mich Geräusche, die man nicht hören, aber fühlen kann, überfordern, dass Gerüche, die die meisten Menschen kaum wahrnehmen, für mich kaum auszuhalten sind. Dies bedeutet nicht, dass ich mir keine Mühe gebe, mich in die Welt einzufügen, den Alltag so zu bewältigen, wie er ist. Aber wieso ist es eine Behinderung, dass ich Dinge wahrnehme, die andere nicht wahrnehmen können? Ist es nicht eher eine Behinderung eines neurotypischen Menschen, dass er oft nur eingeschränkt Dinge wahrnehmen kann?

Um Dinge, die in meinem Kopf passieren, zu erklären, benutze ich sehr häufig Metaphern. Vor allem die der unsichtbaren Mauer und des Nebels. Gerade die unsichtbare Mauer erklärt sehr gut, warum ich viele Dinge im Alltag nicht tun kann, selbst wenn ich es mit aller Kraft versuche: bei Rot über eine Ampel gehen, auf dem Fahrradweg laufen, die gewohnte Straßenseite wechseln und Ähnliches. Autismus ist für mich das Wahrnehmen von Details einer Welt, die direkt vor unseren Augen liegen, aber die die meisten Leute trotzdem nicht sehen können: eine Ameise auf dem Bürgersteig, die versucht einen Krümel wegzutragen, eine kleine Knospe an einem abgestorbenen Baum, das unterschiedliche Rauschen verschiedener Blätterarten. Kraft gibt es mir, wenn ich mich auf Details konzentrieren kann und Dinge sortieren darf. Wühltische im Supermarkt üben eine riesige Anziehungskraft auf mich aus und mit einer Dose Knöpfe kann ich mich stundenlang beschäftigen. Dann gibt es keine Sorgen und Ängste mehr und ich kann ganz leicht meiner Welt eine Ordnung geben.

Katharina

ALTER: *32*

GESCHLECHT: *weiblich*

WOHNORT: *Hamburg*

KINDER BZW. ELTERNSCHAFT: *keine*

AUSBILDUNG ODER BERUF: *arbeitsunfähig, keine Ausbildung*

INTERESSENGEBIET, BESCHÄFTIGUNG, SPEZIALINTERESSE:

Reha-Technik, Handarbeiten und Harry Potter

Mit Fantasie dem Alltag entfliehen

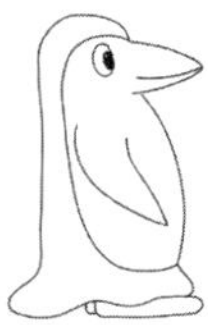

Lena Loki

Ich bin nicht jung und nicht alt,
nicht dumm oder weise,
nein, was ich mache: Ich schreibe!

Ich bin Lena Loki,
bin anders als gewöhnlich,
ich bin ruhig, aber in meinem Kopf ist es laut,
ich denke in Bildern und bringe sie auf Papier,
ich sauge alles auf, was in der Welt passiert,
und es kommt fantasievoll wieder raus!
Meine Fantasie kennt keine Grenzen,
es ist schwer, sie zu lenken,
ich kann nichts anderes denken,
sie will hinaus,
ich bastle Geschichten daraus!
http://lena-loki.net

Ich heiße Lena, bin 37 Jahre alt und lebe in Dortmund. Ich bin ledig und lebe in einer eigenen Wohnung. Ich habe einen Marathon an Diagnosen hinter mir: Depressionen, Schizophrenie und zu guter Letzt Borderline – bis ein Therapeut den Verdacht auf Autismus äußerte. Er bot mir direkt eine Testung an und ich ließ mich testen. Ich bekam die Diagnose Asperger-Syndrom. Das war echt pures Glück. Ich habe begonnen, mich über Autismus zu informieren. Habe mir Bücher gekauft und im Internet recherchiert. Mit meiner Mutter habe ich über die Autismus-Symptome gesprochen und ich habe mehr über mein auffälliges Verhalten in der Kindheit erfahren. So lernte ich mich und meinen Autismus kennen.

Fünf Jahre ging ich in ein Autismus-Therapiezentrum. Dort erfuhr ich u.a. mehr über meine Gefühle: Dass meine Gefühle oft verspätet auftreten, war für mich sehr schwer zu akzeptieren. Ich musste lernen, kleine Anzeichen ernst zu nehmen, und legte Stück für Stück den Druck ab, funktionieren zu müssen. Oft habe ich perfekt geschauspielert und mich perfekt angepasst. So gut, dass viele Menschen sagen: Autismus, das merkt man nicht. Du wirkst vom Kopf her total fit! Ich kann dazu nicht viel sagen, sondern versuche, den Menschen zu erklären, dass ich die Besonderheiten schon sehr merke. Oft bekomme ich einen enormen Druck im Kopf, wenn zu viele Reize auf einmal auf mich einströmen. Früher bekam ich bei zu viel Stress große Probleme mit dem Essen.

Deshalb habe meinen eigenen Wochenplan entworfen. Klettpunkte sorgen für einen guten und einfachen Wechsel der Schilder. Schriftfarben helfen mir zu unterscheiden, ob es ein Termin ist oder eine Tätigkeit wie Waschen, Putzen, Freizeit. Die Schriftfarbe für Termine ist rot. Ich bin sehr fit am Computer und besitze dazu einen Drucker, einen Scanner und ein Laminiergerät.

Ich kann es nicht leiden, wenn meine Hände nichts zu tun haben, deswegen bin ich ein sehr kreativer Mensch. Ich schreibe Fantasyromane und zeichne die Illustrationen für meine Romane selbst mit Bleistift und Kohle. So kann ich dem Alltag entfliehen. In der Welt meiner Romane habe ich auf alles Einfluss, und das gibt mir Kraft. Allerdings fällt es mir schwer, eine passende Struktur in meine Romane zu bringen. Weil meine Fantasie im Kopf keine Grenzen kennt, ist es schwer, sie zu kontrollieren.

Meine Fantasie hilft mir aber auch im Alltag. Ich habe mir eine eigene Tasche genäht und darin Hilfsmittel gesammelt, u.a. eine Beißkette, einen Stressball, ein Knistertuch, einen Fidget-Spinner, einen Fidget-Cube, einen Würfel der Unendlichkeit und Kommunikationskarten.

Ich habe es gerne bunt. Ich habe eine Vorliebe für T-Shirts mit lustigen Sprüchen und schönen Aufdrucken. Zudem mag ich lustige Socken z.B. mit Katzen, Lamas und Früchten.

Beim Einkaufen kaufe ich am liebsten von jedem Produkt zwei. Ich mag Zweierschritte total gerne, und um mich zu beruhigen, zähle ich im Kopf 2, 4, 6, 8, 10 ...

Wenn mir die Reize zu viel werden, höre ich am liebsten ein Lied von Gentleman, »Time Out«. Auch meine Fantasie braucht mal Pause.

Lena Loki

ALTER: 37
GESCHLECHT: weiblich
WOHNORT: Dortmund in Nordrhein-Westfalen
KINDER: keine Kinder, ledig
AUSBILDUNG: keine Ausbildung abgeschlossen
INTERESSENGEBIET: Zeichnen, Fantasyromane schreiben, Joggen, Pferde

Ich liebe Reize, weil sie Stoff für meine Geschichten sind

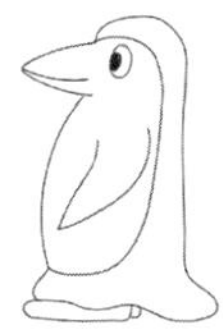

Jonathan Engert

Autismus ist für mich eine besondere Art der Wahrnehmung, in einer von Paradoxien und Mehrdeutigkeiten geprägten Welt. Als Kind hatte ich Angst vor dieser Welt: die Schule, die fremden Menschen draußen, die Kommunikationsarten, die fremden und eigenen Ansprüche usw. In diesem Chaos einen Weg zu finden, war für mich sehr schwer.

Im Lesen und Schreiben hatte ich enorme Probleme. Ich verwechselte Buchstaben und verstand die Aufgabenstellungen nicht richtig. Daraus bildeten sich Angststörungen.

Ich hatte sogar Angst, in einem Hochhaus zu leben, weil es für mich nicht vorstellbar war, dass so ein Gebäude stabil ist. Die

Ängste waren abstrakt und ich konnte sie schlecht kommunizieren.

Durch Ergotherapie und viel familiäre Unterstützung fand ich den Mut, verschiedene Strategien zu entwickeln, Informationen einzuordnen, zu reflektieren und zu verstehen. Grundvoraussetzungen, um dies zu schaffen, waren kein Druck und Sicherheit.

Durch Druck war ich schnell überfordert und entwickelte extreme Ängste.

Meine Ausraster zeigten sich durch überlastendes Quasseln von Witzen und Werbesprüchen. Danach zog ich mich ängstlich zurück in einen stillen Raum.

Ich lernte, flexibler auf diverse Zustände zu reagieren und die Kommunikation der Mitmenschen besser zu verstehen.

Freundschaften knüpfen und pflegen war das nächste Aufgabengebiet. Es gab wenige gleichaltrige Menschen, mit denen ich mich gut verstand.

Wenn ich mich privat mit Freunden getroffen habe, brauchte ich eine klare Zeitangabe als Sicherheit für die Erholungsphase.

Ich trat einem Schachverein bei. Zuerst war große Angst da, die Angst, den Erwartungen der Vereinsmitglieder nicht gerecht zu werden. Mit der Zeit verflog die Angst durch die Akzeptanz meiner Persönlichkeit.

Die Ansprüche anderer machen mir besonders zu schaffen. Ich habe immer Angst zu versagen bzw. zu enttäuschen. Diese Angst klar zu kommunizieren ist schwer.

Ebenso schwer ist es, klar zu kommunizieren, da ich mich nicht zu jedem Zeitpunkt gut konzentrieren kann. Es braucht nur wenige Reize, um für Ablenkung zu sorgen.

Meine Stärke besteht darin, dass ich die Reize zu lieben gelernt habe für meine Geschichten. Meine Assoziationen zu vielen Umweltfaktoren verknüpfe ich automatisch zu Geschichten. Das hat mir sehr geholfen.

Als ich lesen und schreiben konnte nach vielen Jahren harten Trainings, hatte ich Freude daran, komplexe Texte zu verarbeiten. Es ermöglichte mir, Informationen einzuordnen und zu reflektieren, ebenso paradoxe und mehrdeutige Verhaltensweisen zu analysieren. Ich lese auch gerne Lehrbücher der Kommunikation und Psychologie.

Ich verstand mich und meine Umwelt immer besser – manchmal auch besser, als gut für mich ist. Wenn jemand ein Problem mit meiner Verhaltensweise hatte, neigte ich dazu, mich komplett zu verbiegen und schlechte Kompromisse einzugehen. Ich wollte die Beziehung nicht aufs Spiel setzen. Ich merkte erst spät, dass das gewaltige Schattenseiten hat. Grenzen zu setzen ist gut, um sich nicht selbst zu zerstören. Natürlich behalte ich meine Offenheit, aber ich passe besser auf, in welchen Situationen diese von Vorteil ist und in welchen nicht.

Nach der erfolgreichen Absolvierung des Hauptschulabschlusses im KBZO Weingarten (Körperbehinderten Zentrum Oberschwaben) wurde mein Feingefühl immer besser.

Ich wollte Bürokaufmann werden, da die kaufmännische Tätigkeit mich sehr interessierte. Ich wusste, dass es nicht leicht werden würde, mit vielen anderen Menschen zu kommunizieren. Für die Ausbildung war ein geschützter Raum mit Therapiemöglichkeiten daher wichtig. Diesen bekam ich in einer Berufsschule des KBZO – nach etwas klassischer Amtsstreitkultur mit den Kostenträgern. Meine Ausbildung kostete den Staat Geld, anders als eine gewöhnliche Ausbildungsstelle. Am einfachsten wäre es für den Staat gewesen, wenn ich in eine Behindertenwerkstatt gegangen wäre. Es brauchte starke Eltern und Familie, um sich mit einem System auseinanderzusetzen, das nach einem IQ-Test in meiner Kindheit nicht mit meinem Hauptschulabschluss gerechnet hatte. Meine Mutter musste viel Energie aufwenden, damit ich die Ausbildung in einem geschützten Rahmen erhalten konnte.

Nach dem Abschluss der Ausbildung ging es in die Arbeitswelt. Es war nicht leicht, einen Job zu finden. Ich bekam viele Absagen. Durch private Kontakte fand ich einen Arbeitsplatz in einem medizinischen Großhandel, in dem ich seit sieben Jahren arbeite. Die Firma ist ein Kleinbetrieb mit gerade 25 Mitarbeiterinnen und Mitarbeitern. Dadurch ist der Arbeitsplatz übersichtlich und die Anzahl der Kollegen ebenfalls.

Ich fahre täglich mit den öffentlichen Verkehrsmitteln zu meinem Arbeitsplatz und habe mir angeeignet, auf spontane Fahrplanänderungen flexibel zu reagieren. Ich kann andere Leute fragen, wenn ich nicht weiterkomme.

Corona hat viel verändert. Ein plötzlicher Einbruch der gewohnten Routinen. Die Distanz zu anderen Menschen fällt mir weniger schwer, aber der veränderte Alltag ist nicht einfach.

Wie sich die Krise auf das Arbeitsklima niederschlägt, merke ich aktuell: Mehr Stress und sich ständig verändernde Regeln sind ein ungewohntes Szenario, das ich zuvor nur aus dystopischen Filmen, Serien oder Büchern kannte. Beeindruckenderweise muss ich feststellen, dass sich meine Ängste in Grenzen halten.

Aber mein persönliches Limit spüre ich regelmäßig, wenn zu viel auf einmal passiert und ich nicht mehr fähig bin, den Überblick zu behalten. In der Not Vertrauenspersonen zu haben, die mir helfen können, ist wichtig. Meistens drücke ich meine Sorgen, Probleme und Ängste versteckt aus und sage nicht gleich, wenn mich etwas zu sehr belastet. Nun habe ich mir antrainiert, frühzeitiger zu reden. Meine Neigung zu schweigen ist für meine psychische Gesundheit nicht gut.

Zur Erholung brauche ich einen sicheren Ort und die Möglichkeit zu schreiben. In Geschichten kann ich neue Welten erzeugen, alte Wahrnehmungen sprengen. Inzwischen habe ich gelernt, dies in mundgerechten Stücken zu tun. Das optimale Servieren der Stücke ist ein weiteres Fachgebiet für sich.

Insgesamt blicke ich positiv in die Zukunft – selbst in schweren Zeiten, weil ich Strategien gegen meine negativen Gedanken gefunden habe. Ich arbeite sie in Geschichten ein.

Der Stoff geht nicht aus. Ich bin immer durstig, die Welt und mich selbst besser zu begreifen, Andockstellen zu suchen, ohne dabei auf Meeresgrund zu laufen.

Es gibt viele Eisberge im kalten Gewässer der Zeit, aber ich erweitere ständig meine Techniken, um mit so wenig Schaden wie möglich durchzukommen.

Jonathan Engert

wurde 1991 geboren und lebt in Biberach an der Riss.
Er hat eine Ausbildung als Bürokaufmann und arbeitet aktuell in einem Großhandel.
Seine Interessen sind Geschichten schreiben und Schach spielen.

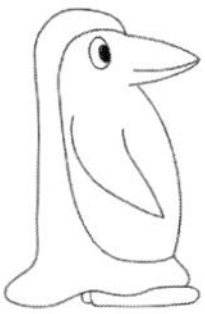

Identitätsfindung als Puzzle

Leopold Tzscheetzsch

»Erkenne dich selbst!«
Inschrift am Apollontempel in Delphi

Ich nehme den Begriff des Selbstbewusstseins im Gegensatz zur Umgangssprache wortwörtlich und verstehe darunter ein »Sich-selbst-bewusst-Sein«. Die Wortbedeutung entspricht damit vielmehr dem, was gemeinhin mit Identitätsfindung assoziiert wird und mit persönlicher Entwicklung einhergeht. Bei der Bewusstwerdung der eigenen Identität kann laut der promovierten Psychologin Katharina Tempel die Betrachtung folgender sechs Punkte hilfreich sein:[1]

- Eigenschaften
- Stärken

- Schwächen
- Werte
- Interessen
- Ziele

Aus dieser Auflistung wird schnell klar, dass insbesondere spät oder noch nicht diagnostizierten Menschen im Autismus-Spektrum eine kompetente Selbsteinschätzung schwerfallen wird. Nicht ohne Grund rangiert bei der Bedarfsanalyse von Menschen mit Autismus im Erwachsenenalter der Wunsch nach Hilfe bei der Identitätsfindung weit vorn.[2] Teilweise erklärt sich dies aus der jahrelangen Erfahrung unpassender Interpretationen autistischer Verhaltensweisen durch das soziale Umfeld sowie aus mangelnden Vergleichsgrößen zur Korrektur dieser. Nicht nur mir selbst erging es so, sondern auch andere spätdiagnostizierte autistische Menschen, denen ich in diversen Selbsthilfegruppen begegnete, berichteten hiervon. Doch finden sich dieselben Schwierigkeiten bezüglich der Selbsteinschätzung auch bei frühdiagnostizierten Vertretern im AS, was wohl viel mit unserer generellen Blindheit gegenüber Mentalisierungsprozessen zu tun haben wird. Egal wie gut die daraus erwachsenden Defizite kompensiert werden, stets handelt es sich um anstrengende, bewusste Prozesse, welche die fehlende Intuition ersetzen sollen. Vieles muss ganz bewusst erst einmal wahrgenommen und analysiert werden. Die zahlreichen zu beachtenden Details können überwältigend sein und der Analyseprozess kann gefühlt ewig andauern. Ein geeignetes Ergebnis stellt sich – wenn überhaupt – meist erst dann ein, wenn der relevante Zeitraum, in dem man es hätte gebrauchen können, bereits verstrichen ist. Das mag viele von uns abschrecken, sich mit dieser undurchsichtigen Materie zu befassen. Doch mich persönlich hat es herausgefordert und so bin ich Spezialist für mich selbst geworden, was ich nun dazu nutzen möchte, anderen Anhaltspunkte beim Vorgehen zu liefern.

Nun könnte man sich fragen, wozu es dient, Wissen über sich selbst anzusammeln. Die Antwort ist: Es hilft bei allen Entscheidungen – und mit diesen tun wir Menschen im Autismus-Spektrum uns für gewöhnlich schwer. Der relevante Punkt ist aber, dass all unsere kleinen alltäglichen Entscheidungen auf Dauer bestimmen, wo unsere Reise im Leben hin geht. Damit auf dieser Reise all unsere Bedürfnisse und Fähigkeiten Berücksichtigung erfahren und wir nicht in einem Leben enden, das wir so nie wollten, ist es von außerordentlicher Bedeutung, sich selbst gut genug zu kennen!

Autismus ist für mich eine besondere Herausforderung auf der Suche nach mir selbst, die schon in der Kindheit begann. Nicht selten passierten mir Dinge, die ich so nicht beabsichtigt hatte: Einmal war ich motorisch ungeschickt und beschädigte etwas. Das andere Mal beleidigte ich jemanden mit einer sachlichen gemeinten Aussage oder galt als frech, weil ich meine Meinung offen äußerte. Dann wieder gelang es mir nicht, mich zu organisieren, und mir wurde Nachlässigkeit unterstellt. Es gab eine ganze Menge negativer Rückmeldungen, die mich traurig machten und mich veranlassten, mich zu fragen, ob ich wirklich so ein schlimmer Mensch sei, wie mich dies andere glauben machen wollten. Auch überlegte ich, ob man »böse« sein kann, ohne es zu wollen oder gar ohne es selbst zu bemerken. Solche Gedanken quälten mich und ich machte mich auf die Suche nach Anhaltspunkten, wobei ich in meiner Meinung über mich selbst viel schwankte, je nachdem, worauf gerade mein Fokus lag.

Natürlich brachte ich auch einige Eigenschaften und Talente mit, die mein Selbstbewusstsein einigermaßen aufrechtzuerhalten vermochten, einfach weil es diesbezüglich positive Reaktionen gab, an denen auch etwas dran sein musste. Hierzu gehörten meine zeichnerisch-künstlerische Begabung, meine gute Auffassungsgabe, mein exzellentes Gedächtnis, mein großer Wissensdurst sowie ausgezeichnete Leistungen im mathematisch-naturwissenschaftlichen Bereich. Damit rettete ich mich durch die Schulzeit, bis ich auf dem Gymnasium Interesse am Geschichtsunterricht entwickelte. Dies lag zum einen an meiner Lehrerin, die mir durch gut strukturiertes Vorgehen, Offenheit und Verlässlichkeit Orientierung bot. Zum anderen richtete sich meine Aufmerksamkeit zunehmend auf die bei der Betrachtung historischer Ereignisse relevanten menschlichen Motive, gerade weil sie mir oft so unklar waren. Hier lernte ich Ansätze dessen, was ich später im Geschichtsstudium und in meiner fakultativen Beschäftigung mit Psychologie vertiefte.

Zwischenzeitlich hatten mich die in Pubertät und Adoleszenz komplexer werdenden sozialen wie alltagspraktischen Anforderungen derart überfordert, dass ich psychotherapeutische Hilfe benötigte. Doch leider bemerkte ich erst nach einiger Zeit, wie schädlich diese auf mich wirkte, da auch hier neurotypische Fehlannahmen[3] einem tatsächlichen Erkennen meines Wesens im Wege standen. Ich erhielt während meiner Studienzeit ein ganzes Sammelsurium an beängstigenden psychiatrischen Diagnosen, die meine Befürchtung, eine Zumutung für mein Umfeld zu sein, nur verstärkten. Erst als es mir gelang, mithilfe eines mir gewogenen Umfeldes – mein Dank gilt hier insbesondere meinem Ehemann und Mentor Immo – mich selbst besser einzuschätzen, begann ich wieder, ein besseres Verhältnis zu mir selbst aufzubauen.

Auf der Basis meiner erst spät und unter größten Mühen erhaltenen Autismus-Diagnose erkämpfte ich mir zunächst einen Pflegegrad, dann eine Erwerbsminderung und schließlich einen Behindertenausweis. Dies alles dauerte allerdings mehrere Jahre, in denen ich mich selbst erst wieder neu erkennen und annehmen lernen musste. Diese persönliche Entwicklung erwies sich als Grundvoraussetzung für die erfolgreiche Beantragung sozialer Ausgleiche und Leistungen, denn immer wieder ging es darum, Außenstehenden die eigene unsichtbare Behinderung nahezubringen und dies an konkreten Beispielen nachzuweisen.

Mein umfangreiches Wissen über mich selbst führte auch zu meinem Entschluss, mich nicht weiter dem allgemeinen Arbeitsmarkt mit seinen selektiven und konkurrenzbetonten Mechanismen auszuliefern.[4] Ich wusste mittlerweile einfach, wer ich war, was ich konnte, was ich wollte und was nicht – und dies selbst dann, als sich unvorhergesehene Veränderungen ergaben. Mein früheres berufliches Ziel war, eine Stelle als wissenschaftlicher Mitarbeiter an einer Universität anzustreben. Doch schon während meines Studiums musste ich mich zunehmend an Verhältnisse anpassen, die mich überforderten. Spätestens bei meinem Promotionsversuch wurde mir klar, dass ich mich an einem Punkt befand, an dem es so nicht weitergehen konnte. Noch bevor ich in einen Teufelskreis der Überforderung und der Depression geriet, änderte ich meine Pläne. Dies war mir – trotz Fehlen einer offiziellen Diagnose – möglich, da Immo mich in meinem Wesen erfasst und mir bereits über einen längeren Zeitraum passende Rückmeldungen gegeben hatte.

Anders als eine Reise im allgemeinen Verständnis ist unsere Reise im Leben ein immerwährender Prozess, der erst mit dem Tod ein Ende zu finden scheint. Damit verbunden ist die Notwendigkeit, Entscheidungen unter sich verändernden Bedingungen immer wieder neu zu treffen oder infrage zu stellen. Ohnehin ist es wohl so, dass man zu den wesentlichsten Erkenntnissen erst in den mittleren und späten Lebensjahren gelangt, nachdem genügend Erfahrungen gesammelt worden sind. Daher schadet es nicht, sich schon im Vorfeld darauf einzustellen, dass zukünftige Erkenntnisse den Wunsch nach Veränderung mit sich bringen können. Nicht nur, dass das Wissen über sich selbst umfangreicher und präziser wird, auch die eigenen Interessen, Fähigkeiten und Kompetenzen verändern sich je nach Nutzung.

Da ich infolge meiner Erwerbsminderung über eine Fülle an Freizeit verfügte, nutzte ich diese, um mehr über mich selbst zu erfahren, indem ich vieles ausprobierte. Ich widmete mich intensiv meinen

Interessen, versuchte mich im ehrenamtlichen Engagement, begann mich sportlich zu betätigen und besuchte diverse Selbsthilfegruppen für Menschen im Autismus-Spektrum. Dabei fand ich heraus, dass ich mich weniger für Geschichte als vielmehr für Psychologie interessiere, dass es mir Spaß macht, Vorträge über Autismus zu halten, und dass ich für andere autistische Menschen ein Ansprechpartner sein kann. Darüber hinaus verbesserte sich mittels Physiotherapie mein Körpergefühl, sodass ich mich sogar an Krafttraining, Ausdauersport und mittlerweile Kampfkunst heranwagte. Bei den Besuchen von Selbsthilfegruppen für autistische Frauen – ja, autistische Frauen, denn ich wurde mit weiblichem Geschlecht geboren! – bemerkte ich noch intensiver als je zuvor die Diskrepanz, die ich schon immer wahrnahm, aber nie richtig zu deuten vermocht hatte. Irgendwie war ich nicht wie sie, und das hatte nichts mit dem Autismus zu tun.

Im Rahmen meines Geschichtsstudiums hatte ich mich auch mit Gender Studies und folglich mit zahlreichen Varianten weiblicher Identität auseinandergesetzt. Dennoch vermochte ich es nicht, mich als weiblich zu identifizieren. Während ich in jungen Jahren noch glaubte, es irgendwann zu schaffen, eine richtige Frau zu werden und mich als solche zu fühlen, zog ich es mit zunehmendem Alter vor, mich als »keine richtige Frau« oder als »Neutrum« zu bezeichnen. Meinen Recherchen zufolge werden dies nicht wenige autistische Frauen nachempfinden können, doch meine geschlechtliche Identifikation ging darüber hinaus und tendierte Richtung männlich. Nicht nur, dass ich mit meinem weiblichen Körper nichts anzufangen wusste und mich mit den Jahren zunehmend vor mir selbst ekelte, ich fühlte mich auch in sämtlichen sozialen Zusammenhängen falsch wahrgenommen. Doch als eher sensibler männlicher Typus lehnte ich einen demonstrativ männlichen Habitus ab und wollte nicht mit jenen, oft lesbischen Frauen verwechselt werden, die diesen für sich bevorzugen. Daher und aus Angst vor weiterer Pathologisierung arrangierte ich mich zunächst mit dem Neutrum-Status.

Nachdem ich die Autismus-Diagnose erhalten hatte, interpretierte ich zunächst alles Normabweichende an mir damit.[5] Doch so einfach war es nicht, denn mein immer drängenderes Bedürfnis nach Selbstausdruck verlangte nun nach männlicher Kleidung, männlichem Habitus, männlichen Freunden und der Wahrnehmung meiner Person als Mann. Als es mir bei der Reflexion meiner Erfahrungen mit autistischen Frauen jedoch gelang, den Gedanken, transident zu sein, zuzulassen, und ich mich intensiver mit meiner Vergangenheit als Mädchen und Frau auseinandersetzte, begann sich rückblickend ein sehr stimmiges Bild zu ergeben. Bestätigt durch die Diagnose eines Fachmannes auf diesem Gebiet, begann ich mein Leben völlig umzukrempeln und fortan als Mann zu leben. Es folgten begleitende Psychotherapie, Vornamens- und Geschlechtsstandsänderung sowie Hormontherapie.

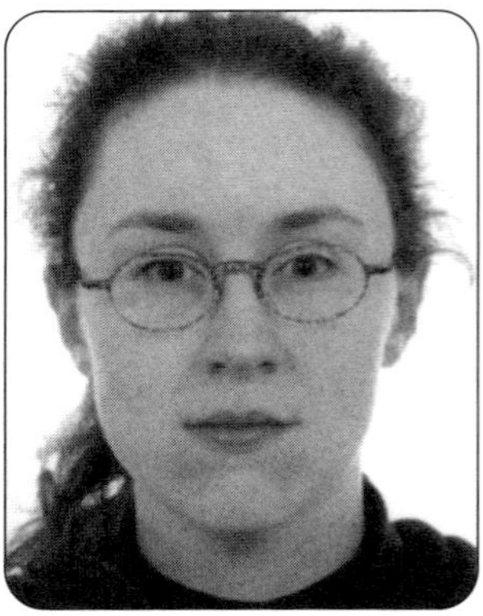

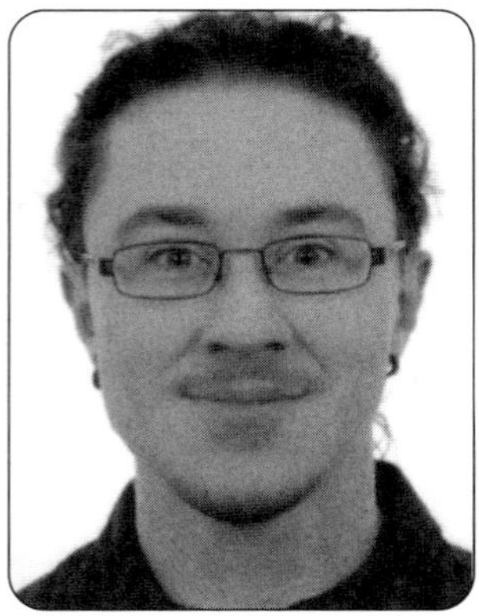

Fotos: Heike Hartmann-Nagel, Fotoeck

Besonders hilfreich auf meinem Weg war die intensive Beschäftigung mit der Autismus-Literatur, egal ob Fachbuch oder Biografie. Hier lassen sich Eigenschaften und Verhaltensweisen finden, die mit den eigenen abgeglichen werden können. Daneben bleibt jedoch die Auseinandersetzung mit dem persönlichen Umfeld und anderen autistischen Menschen die wichtigste Erkenntnisquelle.

Soziale Umfelder bestehen, grob untergliedert, aus

- Menschen, die guttun,
- Menschen, die mehr oder weniger hilfreich sind, und
- Menschen, die schaden.

Menschen der ersten Kategorie müssen nicht alle autistischen Verhaltensweisen gutheißen, doch sie strahlen Lebensfreude aus, zeigen sich offen für die Bedürfnisse anderer und leben Eigenschaften, die man selbst erstrebenswert findet. Darüber hinaus unterstützen sie Bemühungen um Weiterentwicklung.

Menschen der letzten Kategorie wirken missmutig bis aggressiv, zeigen wenig Interesse an anderen Menschen oder sind manipulativ und verursachen Schuld- sowie Minderwertigkeitsgefühle.

Die Menschen der mittleren Kategorie werden wohl die Mehrzahl der Leute ausmachen, denen man begegnet. Durch Beobachtung der einzelnen Person und dem Anlegen der Eigenschaftsparameter, die ich bereits zur Beschreibung der anderen beiden Kategorien nutzte, lässt sich ein ungefähres Profil der Person erstellen und damit herausfinden, inwiefern sie hilfreich oder auch manchmal schädlich für einen selbst ist.

Wie vielleicht meinen Ausführungen zur eigenen Identitätsfindung zu entnehmen ist, handelt es sich um keinen geradlinigen Prozess, den man einfach so abarbeiten kann. Vielmehr ähnelt das Vorgehen einem Puzzle und damit kennen sich doch viele von uns gut aus! Es ist ein geduldiges Suchen nach Stimmigkeit, die sich in der Passung von Details zeigt. Dabei sind vorübergehende Fehler nicht auszuschließen. Manchmal ist das Puzzle so schwer, dass wir den Rahmen zu Hilfe nehmen, weil es für seine Rekonstruktion weniger Teile braucht als für den Rest des Gesamtbildes. Diesen Rahmen bilden im realen Leben Menschen, die einem guttun, Menschen, denen man vertrauen kann. Ich weiß aus eigener Erfahrung, wie schwer es ist, diese Menschen zu finden, die darüber hinaus bereit sind, sich auf autistische Besonderheiten einzulassen. Doch es gibt sie, und wenn man nur lange genug sucht, findet man sie, genauso wie man die Puzzleteile mit der geraden Seite findet, die einem signalisiert, dass jene zum Rahmen gehören.

Leopold Tzscheetzsch,

Jahrgang 1985, Transmann mit Asperger-Syndrom, schreibt und referiert zu den Themen Autismus und Transgender. Sein Interesse gilt vor allem der Psychologie, aber auch angrenzenden Geistes- und Sozialwissenschaften. Er ist studierter Historiker mit einem Masterabschluss in Neuerer und Neuester Geschichte.

1 Vgl. Tempel, Katharina (Glücksdetektiv) (2018): Wer bin ich wirklich? So findest du es heraus. YouTube, https://www.youtube.com/watch?v=lgIvoWKy_IQ (Zugriff am 21.06.2021)

2 Vgl. Gawronski, Astrid; Pfeiffer, Kathleen; Vogele, Kai (Hg.) (2012): Hochfunktionaler Autismus im Erwachsenenalter. Weinheim/Basel, S. 66 f.

3 Gemeint sind Erwartungshaltungen von nicht autistischen Menschen, die sie an ihr, in der Regel normal entwickeltes, Gegenüber herantragen. Dies führt nicht selten zu Fehlinterpretation des Verhaltens autistischer Menschen.

4 Diese Entscheidung war, bezogen auf mich persönlich, eine gute Entscheidung, muss es aber nicht zwingend für andere im AS sein.

5 Dabei inspirierte mich die These Baron-Cohens, welcher zufolge Autismus als Ergebnis des Vorliegens einer Extremform des männlichen Gehirns zu verstehen ist. Vgl. Baron-Cohen, Simon (2009): Frauen denken anders. Männer auch. München, S. 184–211.

Selbsterkenntnis als Schlüssel zu einem freundlicheren Umgang mit mir selbst

Gyde Pulmer

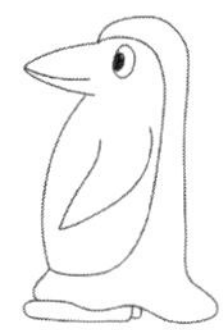

Autistin bin ich auch schon vor meiner Diagnose gewesen, nur dass ich mich selbst bis dahin nicht einschätzen konnte und mich im Vergleich zu den Menschen in meiner unmittelbaren Umgebung als anders wahrgenommen und oft fehl am Platz gefühlt habe.

Ich habe mich über den Rest der Welt sehr häufig gewundert, die Kommunikation, das Verhalten, die Entscheidungen oder Begründungen anderer nicht verstanden und an vielen sozialen Interaktionen nicht richtig teilhaben können oder wollen. Ich habe Muster studiert und nachgeahmt und war überangepasst, um nicht aufzufallen und um irgendwie dazuzugehören. Oft bin ich wütend und enttäuscht gewesen, habe an mir selbst gezweifelt und bin unsicher, verletzt und misstrauisch geworden. Nach außen war das aber nicht sichtbar.

Mein innerliches Empfinden, meine Motive und Absichten, mein sprachlicher und körpersprachlicher Ausdruck und damit meine Wirkung auf andere waren selten im Einklang miteinander. Ein aufmerksamkeitsbezeugender Blick – nach langem Training – auf mein Gegenüber wurde mir als »Starren« vorgeworfen. Interessiertes, offenes, direktes Fragen als unangemessen neugierig bzw. unangenehm grenzüberschreitend. Mein Sinn für Korrektheit, Wahrheit, Ehrlichkeit, Sinnhaftigkeit und Vollständigkeit im Sinne von »Fehler müssen benannt und korrigiert werden«, »Lügen ist falsch«, »Themen sollten intensiv und wahrhaftig von mehreren Seiten beleuchtet« oder »ungeklärte Konflikte unbedingt abgeschlossen werden« wirkte häufig »oberlehrerhaft«, »moralisch«, »bohrend«, »unnachgiebig« und »dominant«.

Meine Unsicherheit war mir nicht anzusehen, was – nur wegen des oberflächlichen, äußeren Anscheins von Sicherheit – viele verunsichert und abgeschreckt hat oder im Gegenteil unklare Menschen angezogen hat, die mich zum Teil als Projektionsfläche benutzen, um sich mit ihren Ängsten und Unsicherheiten an mir abzuarbeiten.

Ich habe sehr viele traumatische Erfahrungen und schmerzhafte Abwertungen erlebt. Erst mit Anfang vierzig erhielt ich – nach den Diagnosen Burn-out und Depression – die Diagnose einer Autismus-Spektrum-Störung. Auslöser war die Diagnose meines damals elfjährigen Sohnes. Meine eigene Diagnose war im Rückblick ein Wendepunkt in meinem Leben und der Beginn meiner Emanzipation von den Erwartungen anderer Menschen – selbst aus meinem nächsten Umfeld. Nach mehreren Jahren konstruktiver und wohlwollender Auseinandersetzung mit mir selbst kann ich sagen, dass ich ein aktives, weitestgehend selbstbestimmtes Leben führe. Im Wesentlichen sind es drei Schwerpunkte, an denen ich weiterhin arbeite: Selbstwahrnehmung, Selbstfürsorge und Selbsterkenntnis.

Selbstwahrnehmung: Ich kann immer besser meine wunden Punkte erkennen und mich selbst versorgen, denn während meiner psychosomatischen und naturheilkundlich orientierten Klinikaufenthalte und MBSR-Kurse habe ich verschiedene Techniken für die Selbstwahrnehmung und die Selbstfürsorge kennengelernt. Ich pflege eine Wochenübersicht mit fünf Säulen zu den Bereichen Bewegung, Atmung, Ernährung, aktive Entspannung und naturheilkundliche Selbstfürsorge. Hier trage ich meine Übungen, Vorsätze und Erreichtes ein. Bodyscan, Achtsamkeitsübungen zu allen Sinnen oder Kneipp-Anwendungen mit kaltem Wasser schärfen meine Körperwahrnehmung, autogenes Training oder progressive Muskelentspannung habe ich ausprobiert, diese Übungen sind aber nichts für mich. Für innere Ruhe und Einkehr wende ich diverse Atemtechniken an und meditiere täglich. Mindestens 30 Minuten Bewegung am Tag leisten depressiven Verstimmungen Vorschub, manchmal wird es mehr, manchmal weniger.

Auch meine Ernährungsumstellung, die Jahre gedauert hat, unterstützt mein positives Körpergefühl. Ich denke, dass Ernährung grundsätzlich einen wesentlichen Teil zu Gesundheit und Wohlbefinden beitragen kann, speziell auch bei Autismus. Ich habe so viel gelesen über die Darm-Hirn-Achse, Antibiotika, Darmsanierung, Darmgesundheit durch Probiotika, glutenfreie und kaseinfreie Ernährung, Extragabe von Magnesium und Vitamin B 12 und vieles mehr. Es gibt wohl keine verlässlichen und eindeutigen Studien und so individuell wie Menschen sind, scheinen auch ihre Bedürfnisse nach Nahrungsmitteln, Mengen und Zeitfenstern für die Nahrungsaufnahme zu sein. Vor Jahren habe ich mich noch unwissentlich mit Zucker und Weizen in die Besinnungslosigkeit befördert, aber im Zuge von Selbstbestimmung und Selbstfürsorge funktionieren meine heutigen Maßnahmen, zweimal im Jahr zu fasten, in der Zwischenzeit Intervallfasten

(16 / 8) zu praktizieren und überwiegend pflanzliche Kost – frisch zubereitet und mit vielen gesunden Fetten – zu essen, für mich sehr gut.

Selbsterkenntnis: Mich besser zu verstehen ist mein Schlüssel zu einem milderen und freundlicheren Umgang mit mir selbst und mit anderen Menschen. Dabei geht es u.a. um das Erkennen von Stärken und Schwächen, Vorlieben und Abneigungen, Herkunft, Erziehungsinhalten, Glaubenssätzen, Zielen und Bedürfnissen. Wer bin ich? Was macht mich aus? Wie möchte ich mein Leben leben?

Ich finde die Übersichtslisten aus der Gewaltenfreien Kommunikation zu Bedürfnissen und Werten sehr hilfreich, um zu verstehen, dass Sicherheit, Klarheit, Verbindlichkeit, Aufrichtigkeit, Ehrlichkeit und Ruhe für mich elementare Bedürfnisse sind, gefolgt von Entwicklung, Lernen, Wissen, Sinn sowie Wirksam-sein-Wollen. Abgesehen von diesen psychischen Grundbedürfnissen gibt es je nach Tagesform, Situation und Konstellation wechselnde Bedürfnisse, die für mich schwieriger zu ermitteln sind. An »abstrakten« Tagen helfen mir die Wortübersichten aus der Gewaltfreien Kommunikation, an »konkreten« Tagen bebilderte Gefühlskarten für Kinder, um Gefühle benennen und verstehen zu können. Manchmal klappt die Identifizierung meiner Bedürfnisse auch gar nicht oder es ist mir an diesem Tag nicht wichtig.

Grundsätzlich verstehe ich mich heute besser als früher und bin zunehmend freier und unabhängiger geworden von der Einschätzung oder Bewertung anderer. Außerdem lerne ich, mich als vollständige Persönlichkeit zu sehen, meine Schwächen anzunehmen, meine Stärken zu schätzen. Und ich erkenne, dass jeder Mensch Bedürfnisse hat, manchmal gibt es harmonische Überschneidungen, manchmal bleiben Bedürfnisse unerfüllt, vor allem aber ist mir klar geworden, dass auch Neurotypische sich nicht automatisch mit ihren Bedürfnissen auskennen oder sie jederzeit benennen können – manche überhaupt nicht. Oft fühlen sie sich nicht verstanden oder missverstanden und z.T. scheuen sie die Auseinandersetzung mit Gefühlen oder verdrängen diese sogar – möglicherweise u.a. als Strategie der Angstbewältigung.

Im Hinblick auf soziale Kontakte reicht es leider nicht, mich selbst zu (er)kennen, sondern ich muss auch mein Gegenüber wahrnehmen. Ich hatte mal in Erwägung gezogen, mich am Max-Planck-Institut zu bewerben, um an einer groß angelegten Studie zu Empathie und zum Erlernen von Perspektivübernahme mitzuwirken, weil ich den Gedanken hinreißend finde, dass beides erlernbar ist. Dann habe ich herausgefunden, dass ich meinen Mangel an emotionaler und sozialer Empathie durch kognitive Empathie ersetze. Ich kann nicht unmittelbar erfassen und fühlen, was andere fühlen, aber ich kann Situationen, Zusammenhänge und Menschen beobachten und entschlüsseln. Dafür brauche ich allerdings verlässliche Daten, sowohl Anhaltspunkte wie Mimik, Gestik, Körper, Stimme, Gesagtes als auch Kontext und ein grundsätzliches Verständnis von Verhaltensmustern und Motiven.

Wenn die körpersprachlichen Signale nicht zur verbalen Aussage passen oder ein anderer Widerspruch entsteht, wird es gleich schwierig. Dabei hilft es mir dann manchmal nachzufragen – entweder für die konkrete Situation oder nach grundsätzlichen Absichten oder Überzeugungen. Ich erweitere also zunächst den Rahmen, um dann wieder zur Ausgangssituation zurückzukommen. Manchmal erkennen Menschen erst durch meine Fragen ihre eigene Widersprüchlichkeit und sortieren sich. In der Regel gibt es daraufhin zwei Reaktionsmuster: entweder Erleichterung durch die gewonnene Klarheit oder Empörung über die Einmischung und vielleicht auch die Unzufriedenheit über die eigne Unklarheit.

Am liebsten sind mir klare, stimmige, direkte, authentische Menschen, die sich selbst gut kennen und auch mit ihren Schwächen wohlwollend und offen umgehen und weder geltungsbedürftig noch eitel sind. Darüber hinaus sind mir neugierige und wissbegierige Menschen sehr angenehm.

Als Dozentin für Technisches Englisch in der Erwachsenenbildung unterrichte ich kleine Gruppen von jungen, intrinsisch motivierten, überwiegend männlichen Erwachsenen, die am Ende ihrer zwei- bzw. vierjährigen Aufstiegsfortbildung im Tages- oder Abendstudium den Abschluss »Staatlich geprüfte/-r Techniker/-in« an der Staatlichen Technikerschule Berlin erwerben. Fachlich geht es um Bereiche wie Umweltschutz-/Verfahrenstechnik, Biotechnologie, Elektro-/Automatisierungstechnik oder auch Bautechnik. Autorität und Machtgefälle gibt es in meinem Unterricht nicht. Tatsächlich lernen wir voneinander und miteinander. Mir geht es vor allem darum, eine ruhige, faire und vertrauensvolle Unterrichtsatmosphäre zu schaffen, Zeit sinnvoll zu verbringen, die Reflexion des eigenen Lernprozesses zu schulen und natürlich Wissenszuwachs zu erzielen. Didaktisch und methodisch sind mir Transparenz, strukturierte Unterrichtsphasen, vielfältige Materialien, Visualisierung, Wiederholungen und viel Raum für Rückfragen und Lob wichtig.

Ich gestalte meinen Unterricht so, wie ich ihn selbst gerne erleben möchte. Wenn Lernen auch »intuitiv« ablaufen kann, so funktioniert das bei mir nicht. Ich will von vornherein wissen, was genau, wie viel, warum, mit welchem Ziel und auf welche Weise zu lernen ist. Ich bin genau das Gegenteil von denjenigen, die einen Unterrichtsraum betreten und ihr Wissen »aus dem Handgelenk schütteln«, also spontan handeln. Ich kann weder Kurzweiligkeit noch Faszination anbieten, dafür aber Struktur und Ergebnisse.

Flache Hierarchien, viel (Gestaltungs-)Freiraum, kleine Gruppen, erwachsene Studierende, eine sinnstiftende Tätigkeit und Interesse und Offenheit für neue Inhalte machen mir mein Berufsleben machbar und erfreulich. Ich benötige Ruhephasen nach dem Unterricht und arbeite »nur« Teilzeit. Ich bin dankbar für meinen Job und akzeptiere, dass ich im Hinblick auf Geselligkeit und Netzwerken nicht mithalten kann. Meinen Studierenden bringe ich jedoch bei, dass fachliche Kompetenz für ihren beruflichen Aufstieg nicht ausreicht, sondern sie genau diese zwei weiteren Bereiche trainieren oder ausbauen sollten, wenn möglich.

Selbstfürsorge: Meine Pausen muss ich unbedingt allein und in Ruhe verbringen. Ich bin nicht geeignet, im Dozentenzimmer mit immer wechselnden Konstellationen von Kolleginnen Small Talk zu betreiben. Ich bewundere die scheinbare Leichtigkeit, mit der das vielen gelingt, aber wenn ich versuche mich zu beteiligen, frage ich gezielt nach, um mehr zu erfahren, und blockiere dadurch den Gesprächsfluss, sodass es für alle unangenehm wird. Am Dozentenfrühstück nehme ich nicht teil, weil ich orientierungslos bin in einem Raum mit vielen Menschen, Bewegungen und Geräuschen. Es wird mir ein Rätsel bleiben, wie solche Situationen entspannend und angenehm sein können.

In meiner Freizeit habe ich mich für einem Chor ohne Auftritte entschieden. Zwar hatte ich auch mal ein musiktherapeutisches Projekt an der Universität der Künste für Menschen im Autismus-Spektrum ausprobiert, aber das hat mir nicht gutgetan. Wir durften uns ein Instrument aus einem vollen Regal aussuchen, um dann gemeinsam zu musizieren. Es gab zu viel Auswahl, zu wenig Begrenzung und Zielgerichtetheit, also Uneindeutigkeit und Unklarheit. Im Chor gibt es Noten, die Chorleiterin wählt die Stücke aus, die Klavierbegleitung gibt Orientierung und es gibt von vornherein einen nachvollziehbaren Anfang und ein Ende des Stücks. Es ist eine sehr kleine Gruppe und ich kenne nicht alle Namen, denn ich gehe nur zum Singen hin.

Außerdem habe ich einen Literaturkreis gegründet. Wir treffen uns alle vier Wochen und besprechen einen Roman, den wir vorher festgelegt haben. Das macht mir Spaß, aber wie im Studium benutze ich fiktive Texte eher als Informationsquelle für die jeweilige Epoche, studiere die Biografie der Autorinnen und Autoren und überprüfe die Stimmigkeit der Handlungsabsichten und -durchführung, während die anderen ihre persönlichen Leseeindrücke schildern und Zwischentöne erkennen können. Das funktioniert sehr gut, weil wir uns ergänzen und keine behauptet, ihre Lesart sei die richtige.

Abschließend möchte ich betonen, dass ich mich in einem Funktionsrahmen wohlfühle, der selbst gewählt und gesteckt, sinnhaft und gleichberechtigt ist. Wenn auch meine Diagnose spät im Leben kam, so doch glücklicherweise in einer Zeit, die geprägt ist von dem Bild einer neurodiversen Gesellschaft, in der der defizitorientierte Blick auf Autismus schon abgelöst wurde durch einen Blick auf die Stärken.

Ich nehme meine Beeinträchtigungen zur Kenntnis, bin mir aber vor allem meiner ausgeprägten Eigenschaften bewusst, die ich sinnvoll einsetzen kann in einer Gesellschaft, die so unterschiedlich zusammengesetzt ist wie mein Bekanntenkreis. Ich unterscheide nicht in Atypische und Neurotypische. Das würde schon deswegen nicht funktionieren, weil es Neurotypische gibt, die atypische Züge, aber keine Diagnose haben, und Atypische, die sich in beiden Spektren bewegen.

Da ich mich auch durch meine Rollen definiere, die ich als Partnerin, als Mutter und als Berufstätige erfülle, macht Autismus einen wesentlichen Teil meiner Identität, meiner Wahrnehmung und meines Verhaltens aus, aber eben nur einen Teil.

Gyde Pulmer

ALTER: *47*

GESCHLECHT: *biologisch gesehen weiblich*

WOHNORT ODER REGION: *Berlin*

KINDER BZW. ELTERNSCHAFT: *2 Kinder*

AUSBILDUNG ODER BERUF: *Dr. phil. in Literaturwissenschaften, Dozentin für Technisches Englisch*

INTERESSENGEBIET, BESCHÄFTIGUNG, SPEZIALINTERESSE: *Menschen, Psychologie, Literatur*

Über die Phase, alles durch die Autismus-Brille zu reflektieren, bin ich hinaus

Dea Kühne

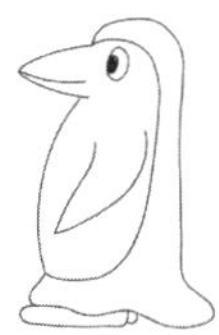

Ich bin 53 Jahre alt, gelernte pharmazeutisch-technische Assistentin (PTA), arbeite auf eigenen Wunsch als pharmazeutisch-kaufmännische Angestellte (PKA, früher Apothekenhelferin), habe einen Ehemann, einen Kater und einen Neffen, der mit seinen Eltern im benachbarten Ausland lebt, schreibe gelegentlich Berichte im Informationsblatt unserer Kirchengemeinde, Sitzungsprotokolle in unserem Nachbarschaftshilfe-Verein und Rundbriefe an weiter entfernt lebende Familienmitglieder, Freunde und Bekannte. Und das ist nur ein kleiner Teil dessen, was ich alles bin und mache, u.a. bin ich spät diagnostizierte Autistin.

Autismus ist für mich eine etwas andere Denkweise und Wahrnehmung, die nicht wichtiger oder interessanter sein sollte als andere persönliche Merkmale. Ich wurde in eine Familie hineingeboren, in der es in Ordnung war, so zu sein, wie man ist, und zu machen, was man am besten kann. Wirklich auffällig war und bin ich nur dann, wenn der gewohnte Rahmen wegfällt. Die einschneidendsten äußeren Erlebnisse in meinem Leben fielen mit inneren Umbruchphasen zusammen: die Trotzphase mit dem Umzug in ein völlig anderes Umfeld, die Pubertät mit Trennung meiner Eltern. Die in dieser Zeit auftretenden Verhaltensprobleme wurden auf die Umstände geschoben.

Auf die Idee, eine Diagnose anzustreben, brachten mich ein Bekannter mit einem autistischen Kind und das Arbeitsamt, als ich betriebsbedingt meine langjährige Arbeitsstelle verlor und lange keine neue fand. Meine Eltern wurden in meiner Kindheit auf diverse Auffälligkeiten angesprochen, wollten aber nichts »krankreden« bzw. unnötig pathologisieren. Heute bin ich überzeugt, dass es mir nicht in jedem Fall geschadet hat, durch die eine oder andere Situation »durchzumüssen«, wo heutige Kinder Hilfe bekommen können. Allerdings möchte ich niemanden daran hindern, sich Hilfe zu holen, wenn er sie wirklich braucht! Persönlich wäre ich mit einem Schulbegleiter nicht glücklich geworden, er wäre für meine Mitschüler ein weiterer Aufhänger für Hänseleien geworden. Ein Ansprechpartner in der Schule, etwa ein Vertrauenslehrer, der ausschließlich für Vermittlung zwischen Schülern, Lehrern, Eltern und Institutionen zuständig wäre, wäre in meinen Augen hilfreicher.

Als Kind und Jugendliche eckte ich oft an und verstand nicht, was ich falsch machte, wenn ich, wie von zu Hause gewohnt, Gedanken und Gefühle offen äußerte und zeigte. Oder wenn ich die ungeschriebenen Regeln eines anderen Haushalts nicht »roch«. Ironie und scherzhafte Bemerkungen rauschen an mir vorbei und werden wörtlich genommen. Früher reagierte ich oft beleidigt, heute frage ich nach, wie es gemeint ist. Generell habe ich gelernt, lieber einmal zu viel als zu wenig nachzufragen, und genug Selbstbewusstsein entwickelt, das auch zu tun. Trotzdem gibt es noch Situationen, in denen ich nicht merke, dass es noch etwas nachzufragen gibt, oder in denen ich das Gefühl habe zu nerven. Diese empfinde ich so, als würden meine Gedanken in die falsche Richtung davongaloppieren oder als würde ein Puzzleteil fehlen. Kommunikation außerhalb von Sachinformationen und klaren Anweisungen kommt mir wie ein Quiz vor, vor allem, wenn es kein eindeutiges »Richtig« oder »Falsch« gibt.

Ich schaffte es nie, dasselbe toll oder blöd zu finden wie die Mehrheit. Für mich ist es anstrengend, Moden jeglicher Art zu folgen, und auch Filme, Bücher, Lieder und Musikstücke beurteile ich nach dem Inhalt und kann mir Schauspieler, Autoren und Interpreten nicht merken. Wenn ich mir als Jugendliche endlich alle Infos über die angesagte Band angeeignet hatte, war sie schon wieder out!

Vieles, was mit Ende vierzig ein Diagnosekriterium sein sollte, habe ich mit Anfang zwanzig als Geschmackssache angesehen und z. T. verteidigt. Damals machte ich mir das Motto des Filmes »Der Club der toten Dichter« zu eigen: »Ich nehme mir die Freiheit …«

Schon damals entwickelte ich die Einstellung, die mein Leben bis heute prägt und mir hilft, mit von außen an mich herangetragenen Anforderungen zurechtzukommen: In beruflichen Angelegenheiten bin ich sehr bereit, mich anzupassen, aber alles, was darüber hinaus geht, ist Privatsache. Das bedeutet für mich auch, dass ich ausschließlich zur Arbeit gehe, um meinen Lebensunterhalt zu verdienen. Ich bemühe mich, mit Kollegen auszukommen, und wenn sich tiefere Bekanntschaften oder Freundschaften entwickeln, ist es schön, ich suche sie aber nicht! Meistens komme ich mit fünf von zwanzig Menschen im Arbeitsumfeld gut zurecht, mit einem gar nicht, bemühe mich aber um einen sachlichen Umgang, und dem Rest stehe ich neutral gegenüber.

An Sport und den musischen Fächern hätte ich schon in der Grundschule am liebsten nur freiwillig teilgenommen. Besonders wenn Sport auf dem Stundenplan stand, war für mich der Tag verdorben. Ich war ein »Bewegungslegastheniker« und immer schuld, wenn die Mannschaft verlor. Ich habe bis heute nicht verstanden, warum es »cool« ist, gut in Sport und schlecht in Mathe zu sein, und »uncool«, wenn es umgekehrt ist. Meine Eltern bestärkten mich darin, dass »eine gute Allgemeinbildung viel wichtiger« ist!

Ich habe auch nie verstanden, wie Sport das Sozialverhalten fördern soll: Ich fand das Leistungsdenken sowohl im Unterricht als auch in Vereinen nicht besonders sozial und konzentrierte mich auf Einzelsportarten und andere Interessen, die mir lagen und die man (auch) allein ausführen kann: Wandern, Schwimmen oder Radfahren.

Als Teenager fand ich doch irgendwann einmal Anerkennung dadurch, dass ich unschlagbar war bei »Trivial Pursuit«, einem damals beliebten Wissensspiel. Bei »Sympathy« oder »Therapy« verweigerte ich mich nach einem Versuch: Ich bin überfordert, mir vorzustellen, was ein anderer möchte, was ihm gefällt oder was er für Probleme hat. Man kann es mir sagen, und ich handle entsprechend!

Mit ca. 14 Jahren hatten für mich plötzlich die meisten Gleichaltrigen nur noch Klamotten und das andere Geschlecht im Kopf. Mit 15 Jahren rettete ein Umzug meine soziale Entwicklung durch die Chance, neu anzufangen, wo mich niemand kannte. In der neuen Klasse traf ich auf einige, die auch ein bisschen anders (in meinen Augen »weiter«) waren und zusammenhielten. Die Klasse spaltete sich praktisch in die »Braven« und die »Chaoten« und ich fand meine Nische bei den »Braven«. Ich weiß bis heute nicht, wie man sich bemüht, in eine Clique hineinzukommen, bzw. wie man »um eine Beziehung kämpft«. Alle mir wichtigen Freundschaften ergaben und entwickelten sich und halten z.T. bis heute. Schulisch brach mir der Umzug das Genick, da ich nicht damit zurechtkam, dass 25 Kilometer weiter im gleichen Bundesland mit anderen Büchern gearbeitet wurde und ich u.a. in Latein von vorne anfangen musste. Etwa in diesem Jahr fingen auch die Textinterpretationen an, bei denen ich staunend daneben saß und hörte, was die anderen aus einem Text herauslasen. Weder mündlich noch schriftlich habe ich bis heute gelernt, »zwischen den Zeilen zu lesen«. Tut mir leid, in meinen Augen steht dort nichts.

Manchmal hätte ich mir eine Tablette gewünscht, die es mir möglich macht, wie alle anderen zu sein und nicht immer zunächst alles anders zu sehen und zu empfinden und auch einmal von selber mitzubekommen, was der andere wünscht, ohne dass er es mir sagen muss. Es gab kurzzeitig Therapieversuche, die vor allem darauf abzielten, meine Schüchternheit und mein mangelndes Selbstbewusstsein abzustellen, und die nur kurzzeitig halfen. Vor allem, weil mir nicht immer klar war, wo eigentlich das Problem lag. Ich sah es früh eher positiv, mich lieber auf einzelne Menschen zu konzentrieren, zu denen ich wirklich passte, als ständig neue Bekanntschaften zu suchen. Und es muss auch Leute geben, die im Hintergrund agieren und denen im Vordergrund den Rücken freihalten.

Nicht alle verstehen das. So musste ich mich in der PTA-Schule dafür rechtfertigen, dass ich eine Arbeit im Labor einer Krankenhausapotheke anstrebte und nicht täglich vielen verschiedenen Menschen begegnen wollte. Ich fand eine solche Stelle und war dort zu meiner und der allgemeinen Zufriedenheit elf Jahre tätig, bis ich zu meinem damaligen Verlobten und jetzigen Mann zog. Danach war ich elf Jahre von der Öffnung bis zur Schließung in einer öffentlichen Apotheke beschäftigt, aber dort auch eher für die Salbenherstellung zuständig. Wie in der Schule gab es auch am Arbeitsplatz immer wieder mal Missverständnisse, die sich aber mit Geduld von beiden Seiten und der allgemeinen Haltung »Hauptsache, die Arbeit wird getan und der Betrieb läuft« aus dem Weg räumen ließen. Ab und zu wurde ich zu Verkaufs- und Kommunikationskursen geschickt und lernte dabei auch intellektuell dazu, aber beim Umsetzen hatte ich das Gefühl, Theater zu spielen. An meiner jetzigen Stelle habe ich die Tatsache, dass ich mich als PKA beworben habe, obwohl ich PTA bin, damit begründet, dass ich zwar genau weiß, welcher Kundentyp welcher Farbe zugeordnet wird, aber farbenblind bin. Ebenso kann ich das Vier-Ohren-Modell erklären, bin aber auf dem Beziehungsohr und dem Selbstoffenbarungsohr schwerhörig. Damit war nebenbei weitgehend die Art meiner »Behinderung« geklärt!

Meinen jetzigen Mann habe ich im Internet kennengelernt, zu einem Zeitpunkt, als weder er noch ich »auf der Suche« waren. Ich dachte in der Zeit sogar ernsthaft über die Frage nach, ob ich nicht allein bleiben sollte!

Wir trafen uns in einem überkonfessionellen christlichen Diskussionschat, aus dem sich ein Online-Bibelkreis entwickelte, der auch Livetreffen veranstaltete. Im Rahmen eines dieser Treffen lernten wir uns persönlich kennen, nachdem wir schon mehrfach miteinander im Chat diskutiert hatten. Wir gingen auseinander als gute Freunde, die sich vornahmen, auch unabhängig von Chats und Rundmail zu mailen und zu telefonieren. Daraus wurde bald eine liebe Gewohnheit. Wie bei vielen Entscheidungen war mir zunächst die Vernunft im Weg: Eine Beziehung über 500 Kilometer konnte ich mir damals nicht vorstellen. Doch als er mir ein paar Wochen später in den Urlaub nachreiste, wurden wir ein Paar. Das war vor 21 Jahren, und seit 17 Jahren sind wir glücklich verheiratet. Drei von den vier Jahren dazwischen verbrachten wir die Wochenenden mit Hin- und Herfahrten, dann zog ich nach reiflicher Überlegung doch in seine Nähe. Anfängliche Missverständnisse mit seinem Umfeld erklärten wir uns zunächst mit Mentalitätsunterschieden, inzwischen bin ich akklimatisiert und integriert. Wir engagieren uns in unserer Gemeinde, in einem Tauschring und als »Ehrenmitglieder« bei einem Stammtisch für Eltern autistischer Kinder, zu dem uns Bekannte eingeladen haben, wobei mein Mann mehr der Kommunikator ist und ich diejenige, die im Hintergrund agiert. Und das funktioniert!

Mein Leben durch die »Brille« des Autismus zu reflektieren,

darüber bin ich hinaus. Es hatte wie bei allen durchaus Höhen und Tiefen. Manchmal frage ich mich: Wie wäre mein Leben verlaufen, wenn ich mit zwanzig Jahren gewusst hätte, was los ist? Oder meine Eltern, als ich fünf Jahre alt war? Aber unter dem Strich ist es gut, wie es war, und in den heftigsten Phasen war mir mein Glaube an Jesus eine Hilfe, der mit zunehmendem Alter immer stärker geworden ist. Ich lerne immer mehr, auf ihn zu vertrauen statt auf Menschen.

Wichtig ist mir, dass Menschen jeglicher Wahrnehmung und Denkweise lernen, miteinander umzugehen, sich gegenseitig zu respektieren und auch gemeinsam zu überlegen, wie man z. B. einen Arbeitsplatz oder eine Wohnsituation so gestalten kann, dass die Bedingungen für alle Beteiligten annehmbar sind. Ebenso wünsche ich mir, dass alle Menschen lernen, persönliche Eigenarten und Herangehensweisen, die nicht ein gemeinsames Ziel gefährden, stehen zu lassen. Autisten können eine ganze Menge und sind sehr lernfähig, wenn man sie auf ihre eigene Art agieren lässt und wenn sie genau und klar kommuniziert bekommen, was das Ziel ist. Hierbei hatte und habe ich das Glück, in einem entsprechenden Umfeld zu leben, was ich allen Betroffenen wünsche. Jeder sollte so viel Unterstützung bekommen, wie nötig ist, um so selbstständig wie möglich leben zu können.

Dea Kühne

ALTER: *53, Jahrgang 1967*
GESCHLECHT: *weiblich*
REGION: *Baden-Württemberg*
FAMILIENSTAND: *verheiratet, keine Kinder*
BERUF: *PKA*
SPEZIALINTERESSEN: *Literatur (Familienromane über mehrere Generationen, historische Romane), Geschichte*

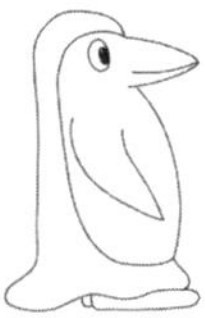

Ein Pinguin unter Störchen

Tobias

Wenn ich Autismus in einem Satz zusammenfassen müsste, dann wäre es dieser: Autismus bedeutet für mich, ein Pinguin zu sein in einer Welt voller Störche.

Wenn ich genauer beschreiben soll, was Autismus für mich bedeutet, dann wird es schwieriger. Vor allem, weil ich seit dem letzten schweren Shutdown massive Probleme mit verbaler Kommunikation habe. Aber auch, weil das eine weitere Sache ist, die Autismus für mich bedeutet: Dieses ständige Spannungsfeld von entweder du erklärst dich deiner Umwelt, obwohl du gerade keine Energie für solche Erklärungen hast – oder du erklärst dich nicht und wirst erst recht nicht verstanden.

Ich bin 23 Jahre alt und hab schon im Kindergarten gemerkt, dass ich irgendwie anders bin als die anderen Kinder. Die anderen Kinder haben das natürlich auch gemerkt, genauso wie die Erwachsenen. Nur, dass die Erwachsenen es nicht wahrhaben wollten und deshalb so getan haben, als wäre ich normal. Aber ein Pinguin wird kein Storch, wenn man lange genug ignoriert, dass er nicht fliegen kann.

Ich rede nicht gerne über die Zeit vor der Autismus-Diagnose, die ich mit 21 dann endlich bekam, auch wenn es ziemlich viel zu erzählen gäbe. Aber ich verbinde mit dieser Zeit nicht so viele positive Gefühle. Es ist ein bisschen paradox, wenn Tierquälerei eine Straftat ist und gesellschaftlich geächtet wird, aber man Kinder, die einfach anders sind, immer wieder dazu zwingt, sich zusammenzureißen und sich anzupassen. Einen Menschen mit Asperger-Syndrom dazu zu zwingen, sich um jeden Preis »normal« zu verhalten, ist, als würde man einen Pinguin dazu zwingen, zu fliegen. Kein Mensch käme auf die Idee, einen Pinguin von der Klippe zu stürzen, damit er endlich anfängt zu fliegen. Ich und viele andere Menschen mit Autismus werden täglich von dieser Klippe gestürzt und gezwungen, normal zu sein und sich anzupassen. Und das ist weder gesund noch spaßig noch fair.

Manchmal bin ich wütend, dass so viel so lange so schiefgelaufen ist. Dass es so lange gedauert hat, bis ich erkennen konnte, wer ich bin. Bis ich akzeptieren konnte, dass ich bin, wie ich bin. Und dass es wohl noch eine Weile dauern wird, bis auch andere mich so akzeptieren werden, wie ich bin. Manchmal finde ich es traurig, dass das Leben sich so oft wie ein Kampf anfühlt. Ein Kampf, den außer mir kaum einer sieht. Denn kaum jemand rechnet damit, dass jemand, der mit 16 Jahren ein Einserabitur gemacht hat, an den acht Minuten Straßenverkehr auf dem Weg zur Hochschule scheitern kann. Oder dass jemand, der mit zwanzig Jahren sein erstes Buch geschrieben hat, spätestens nach zehn Minuten Small Talk Kopfschmerzen bekommt.

Von außen wirke ich manchmal wie der totale Überflieger. Und ja, vieles fällt mir ziemlich leicht. Ich denke schnell, ich habe ein außergewöhnlich gutes Textverständnis und lese Mathebücher, als wäre es Unterhaltungsliteratur. In vielen Univorlesungen hatte ich Topnoten, obwohl ich gar nicht in den Vorlesungen war, und wenn ich dann doch mal ein Seminar besuchte, weil es Anwesenheitspflicht gab, dann konnte es schon passieren, dass ich mir mit dem Dozenten eine ziemlich krasse fachliche Diskussion lieferte, während der Rest einfach zuschaute oder sogar teilweise mitschrieb. Das ist die eine Seite von mir. Aber es gibt auch noch die andere Seite. Das ist dann der Typ, der, wenn er von der Hochschule kommt, erst mal in sein Bett fällt und eine Stunde schlafen muss, selbst wenn es erst morgens um elf ist. Das ist der Typ, der die Krise kriegt, wenn sich die Verpackung seiner Lieblingskekse ändert oder jemand anders auf »seinem« Parkplatz geparkt hat (der als solcher natürlich gar nicht gekennzeichnet ist). Das ist der Typ, der keine Überraschungen mag, selbst wenn sie positiv sind. Und der Typ, der total gerne zum Fußballtraining gehen würde, aber völlig gestresst ist von den Spielpausen, in denen man am Spielfeldrand sitzt und irgendwie rumredet. Das ist der Typ, der manchmal lieber tagelang hungert, als einkaufen zu gehen, und der Typ, der Angst hat, irgendwann nicht mehr die Kraft zu haben, den Alltag zu bewältigen, und dann vom Einserabiturienten zum Langzeitarbeitslosen zu werden.

Es gab eine Zeit, in der ich Bundeskanzler werden wollte oder zumindest Bundestagsabgeordneter. Aber wie soll ich in einer Stadt wie Berlin zurechtkommen, wenn schon ein durchschnittlicher Supermarkt in der Lage ist, mich sensorisch bis an den Rand eines Nervenzusammenbruchs zu treiben?

Ich habe wirklich viele Begabungen und Talente und ich habe ein Feuer und eine Energie in mir, die andere umhauen können. Wenn ich von einer Sache begeistert bin, wenn ich wirklich etwas will, dann kann mich fast nichts mehr aufhalten. Ich sage: fast. Denn was andere Menschen selbst mit größter Anstrengung nicht schaffen, schafft mein Autismus immer wieder. Mein Autismus, der mir einfach den Strom ausschaltet, wenn ich mehr will, als mein Reizverarbeitungssystem verkraftet. Overloads. Shutdowns. Zusammenbrüche. Völliges Verstummen. Handlungsunfähigkeit. Massive Anspannung bei gleichzeitiger Bewegungsunfähigkeit. Einmal ist das Ganze sogar so eskaliert, dass ich deswegen in der Notaufnahme gelandet bin.

Mittlerweile erkenne ich die Warnzeichen und Stoppschilder, die mein Körper und mein Gehirn mir zeigen, wenn ich kurz vor einem Overload stehe, aber Erkennen bringt gar nichts, wenn man nicht entsprechend handelt. Ich weiß, wie wichtig es wäre, auf diese Warnzeichen entsprechend zu reagieren, Termine abzusagen, mich zurückzuziehen, aber ich tue es selten – und wenn, dann meistens zu spät. Und das aus dem einfachen Grund: weil es mir immer noch schwerfällt zu akzeptieren, dass mein Autismus eben auch eine Behinderung ist. Weil ich nicht langsamer machen möchte. Weil ich keine Schwäche zeigen möchte. Und weil wir in einer Welt leben, in der Autisten selten das Verständnis bekommen, das sie brauchen.

Was für andere leicht ist, ist für mich schwer. Und umgekehrt. Meine Kommilitonen kämpfen mit Hausarbeiten, Klausuren, Fachartikeln oder organisatorischen Sachen. Ich kämpfe mit Einkaufen, ausreichender Ernährung, sensorischer Überlastung, Straßenverkehr, Kommunikation – und einer Welt, die denkt, dass Flügel automatisch Flugfähigkeit bedeuten.

»Du bist doch nicht behindert!« Das ist ein Satz, den ich immer wieder höre, auch wenn ich offiziell als schwerbehindert gelte. Aber das wollen die meisten in meinem Umfeld nicht wahrhaben. Und ich eigentlich auch nicht. Und so fliegt der Pinguin immer wieder auf den Schnabel, hangelt sich von Erschöpfungsdepression zu Erschöpfungsdepression. Von Shutdown zu Shutdown. Aber es wird besser. Ich werde mutiger. Und ich passe besser auf mich auf. Noch vor einem Jahr war es mir peinlich, mit meinen grünen Schallschutzkopfhörern aus dem Baumarkt in Bus oder Bahn zu sitzen, jetzt ist das für mich ganz normal. Ich fange an, mein Leben pinguinfreundlich zu gestalten. Weil ich nicht möchte, dass irgendwann der Tag kommt, an dem der Pinguin nach einem weiteren Flugversuch abstürzt und nicht mehr aufstehen kann.

Das Berufsziel, Bundestagsabgeordneter zu werden, habe ich mittlerweile schweren Herzens aufgegeben, jetzt will ich Lehrer werden. »Du bist Autist und willst dann auch noch Lehrer werden? Wäre nicht irgendwas in der Forschung passender für dich? Irgendwo in irgendeinem einsamen Labor?« So etwas hörte ich während des Studiums ziemlich häufig und interessanterweise ausschließlich von Leuten, die mich noch nie haben unterrichten sehen. Leute nämlich, die mich vor der Klasse erlebt haben, sind meistens ziemlich angetan von meiner unkonventionellen und authentischen Art, Unterricht zu machen.

Ich fühle mich wohl, wenn ich vor der Klasse stehe. Weil es für mich viel einfacher ist, vor Gruppen zu stehen, als in Gruppen zu agieren. Ich will Lehrer werden, weil mir das Unterrichten Spaß macht, weil ich mit Gruppen zu tun haben kann, ohne Teil der Gruppe sein zu müssen. Und weil ich die Hoffnung habe, einigen flugunfähigen Vögeln unter meinen Schülern die Unterstützung geben zu können, die ich damals gebraucht hätte. Trotzdem war ich natürlich vor dem Praxissemester extrem aufgeregt. 13 Wochen Schule, Hospitieren, eigener Unterricht. Würde ich das hinkriegen? Ich hab bereits vor Beginn des Praktikums das Gespräch mit dem Ausbildungsleiter gesucht, weil ich weiß, dass ich im zwischenmenschlichen Bereich nicht immer ganz einfach bin. Ich hab mich also mit ihm getroffen und quasi so eine Art »Bedienungsanleitung« für mich geschrieben, was er beachten sollte, was ich brauche, damit es funktioniert. Ich weiß noch, wie ich total aufgeregt mit ihm im Besprechungszimmer saß und mir das alles total peinlich war. Und ich hatte einfach nur Angst, dass er irgendwas sagen würde wie: »Na, wenn das alles so schwer ist für Sie, dann gehen Sie doch nach Hause!« Aber dieser Satz kam nicht. Stattdessen lächelte er und sagte: »Das wird eine gute Herausforderung für uns alle.«

Vier Monate später saß ich wieder mit ihm im Besprechungszimmer, hatte über hundert Stunden hospitiert und mehr als vierzig Stunden eigenständig unterrichtet. Ich war an meine Grenzen gestoßen, hatte mich vor großen Pausen geflüchtet und den Wandertag geschwänzt. Aber ich hatte auch viele tolle Erlebnisse mit Schülern und Kollegen. Flowmomente, soziale Erfolgserlebnisse und Stunden, in denen der Funke von mir auf die Schüler übersprang. Und was sagte der Ausbildungsleiter: »Ob Sie genug Energie für den Schuldienst haben, können Sie nur selbst entscheiden. Aber Sie wären eine Bereicherung für jede Schule. Gerade, weil Sie nicht so sind wie die meisten anderen.«

Ich weiß nicht, ob ich es schaffe, vierzig Jahre lang im Schuldienst zu arbeiten. Ich weiß nicht, ob ich in der Lage bin, alleine zu wohnen (Familie gründen schaffe ich sicherlich nicht). Ich weiß nicht, was die Zukunft mit sich bringen wird. Manchmal finde ich das spannend. Manchmal macht es mir Angst. Ich weiß nicht, welche meiner Träume ich trotz Asperger-Syndrom realisieren kann – und welche vielleicht gerade deswegen. Aber ich weiß, dass ich nicht alleine bin. Dass es bisher immer Menschen gab, die mir zur Seite standen, die bereit waren, für mich zu »dolmetschen« und mir nach Abstürzen immer wieder auf die Beine zu halfen. Dass sich immer wieder Menschen gefunden haben, die bereit waren, für Ausnahmemenschen eine Ausnahme zu machen, und sich eingelassen haben auf die Herausforderung, die ich vermutlich wirklich manchmal bin.

Es war nicht alles leicht bisher und mir ist klar, dass es auch in Zukunft nicht leicht werden wird. Aber wenn die leichten Sachen immer die besseren wären, dann hätte ich nicht Mathematik studiert. Oft sind es doch gerade die großen Herausforderungen, die uns die Chancen für größte Freude bieten.

Kein Storch käme auf die Idee, einem Pinguin das Leben schwer zu machen, nur weil er nicht fliegen kann. Und kein Pinguin käme auf die Idee, einen Storch auszulachen, nur weil der nicht tauchen kann. Und wenn sogar Vögel es schaffen, gemeinsam auf dieser Erde zu leben, mit all ihren Gemeinsamkeiten und Unterschieden, dann schaffen wir das doch erst recht!

Tobias

ist Jahrgang 1997. Er studierte Mathematik auf Lehramt.

SONSTIGE INTERESSEN: *Klimaschutz, Politik*

5 Autistische Stärken

Jeder Mensch, ob autistisch oder nicht, hat Stärken und Schwächen. Manchen Menschen gelingt es besser als anderen, ihre Schwächen zu verbergen und die Stärken zu betonen. Auch wenn es vielleicht »beliebte« Stärken gibt, wie z. B. lustig oder unterhaltsam zu sein, so ist zu bedenken, dass solche gesellschaftlichen Vorlieben sich im Lauf der Zeit auch ändern. Während beispielsweise im 18. und 19. Jahrhundert Zurückhaltung sehr geschätzt wurde, so wird heute Schlagfertigkeit bewundert. Trotzdem gibt es Kontexte, in denen Zurückhaltung erwünscht ist, z. B. Trauerfeiern. Das sagt uns, dass es keine absoluten Stärken und Schwächen gibt, sondern die Bewertung eines Verhaltens immer auch vom Kontext und damit auch von gesellschaftlichen Trends beeinflusst wird.

5.1 Besondere Stärken

Da Schwierigkeiten von Autisten im zwischenmenschlichen Kontakt liegen und zwischenmenschliche Kontakte einen großen Teil des Alltags ausmachen, fallen Einschränkungen in dieser Domäne schnell auf, während Stärken in anderen Bereichen nicht so schnell gesehen werden. Das liegt auch daran, dass die Stärken von Menschen aus dem Autismus-Spektrum oft in anderen Bereichen zu finden sind als bei Nichtautisten.

In unserem Gesundheitssystem werden autistische Besonderheiten leider überwiegend als »Defizite« beschrieben. Die individuellen Stärken werden hingegen nur selten berücksichtigt. Es ist daher verständlich, dass vielen Personen im Autismus-Spektrum nach jahrelangem Hingewiesen-Werden auf ihre Schwierigkeiten, gar nicht bewusst ist, dass sie natürlich auch Stärken haben. Die Forschung zeigt deutlich, dass es etliche Stärken gibt, die bei autistischen Personen besonders stark ausgeprägt sind. Festgestellt wurden bei Autisten ohne kognitive Beeinträchtigung vor allem intellektuelle Stärken, z. B. Freude am Lernen, gründliches Überlegen vor Entscheidungen und unkonventionelles Denken, aber auch Authentizität und ein starkes Bewusstsein für Gerechtigkeit. Menschen, die Autisten persönlich kennen, schätzen oft ihren klaren Verstand, ihre Konzentrationsfähigkeit, ihre Ehrlichkeit und ihre Loyalität.

5.2 Verdeckte Stärken

Eine besondere Form von Stärken sind die sogenannten »verdeckten Stärken«. Gemeint sind typisch autistische Verhaltensweisen, die in bestimmten Kontexten zu Schwierigkeiten führen (deshalb verdeckt), in einem anderen Zusammenhang jedoch von Vorteil sein können. Zum Beispiel kann ein eingeschränktes Vermögen, soziale Konventionen zu bemerken, dazu beitragen, dass Autisten anderen Menschen gegenüber vorurteilsfrei auftreten. Auch allein sein zu können, ohne Einsamkeit zu empfinden, ist eine »versteckte Fähigkeit«. Viele Nichtautisten kommen damit nämlich überhaupt nicht gut zurecht und benötigen deshalb Hilfe. Ebenso kann das für die Diagnosestellung relevante Kriterium des Vorhandenseins von »intensiven und sich wiederholenden Verhaltensmustern« in Form von ausgeprägter und konzentrierter Beschäftigung mit einem Thema bis zu einem Expertenstatus in diesem Bereich führen. Obendrein führen diese konzentrierten Tätigkeiten auch noch zu Wohlbefinden.

ASLAN »Früher hatte ich ein schlechtes Gewissen, wenn ich im Lexikon gelesen habe. Normale Kinder tun das nicht, hieß es immer. Jetzt, erwachsen und so, habe ich immer noch so gedacht, dass ich das nicht darf. Komisch, oder? Heute lese ich jeden Abend in Wikipedia und dabei fühle ich mich unglaublich wohl. Da kann ich mich erholen.«

Die Forschung und das Gesundheitssystem haben lange überwiegend auf die Nachteile von autistischen Verhaltensweisen und Eigenschaften fokussiert. Erst seit einigen Jahren rücken die Stärken, die mit Autismus verknüpft sein können, mehr in den Blick. Es ist sinnvoll zu prüfen, ob man vielleicht selbst auch aus Gewohnheit vor allem auf seine Schwächen schaut und weniger auf seine Stärken.

5.3 Das eigene Stärkenprofil

Sich mit den eigenen Schwierigkeiten zu beschäftigen, ist sinnvoll. Es wäre aber ein Fehler, sich ausschließlich damit zu befassen. Eine einseitige Beschäftigung mit den eigenen Schwierigkeiten kann sogar krank machen. Es ist genauso wichtig, die eigenen, ganz persönlichen Stärken zu identifizieren und sich dieser bewusst zu sein. Eigene Stärken können beispielsweise helfen, besser mit Schwierigkeiten zurechtzukommen. Darüber hinaus sind Stärken auch wichtige Fähigkeiten einer Person, ohne deren Wahrnehmung der Blick auf die eigene Person nicht realistisch wäre.

In dem nachfolgenden Arbeitsblatt finden Sie einige Beispiele für Stärken, die häufig bei Menschen im Autismus-Spektrum anzutreffen sind. Überlegen Sie, welche auf Sie zutreffen. Wenn etwas generell

Aspies e.V., Silke Lipinski
Ein Pinguin unter Störchen
Leben mit Autismus
Neuausgabe 2025

ISBN: 978-3-86739-385-0
ISBN E-Book (PDF): 978-3-86739-386-7
ISBN E-Book (EPUB): 978-3-86739-387-4

Bibliografische Information der Deutschen Nationalbibliothek
Die Deutsche Nationalbibliothek verzeichnet diese Publikation in der Deutschen Nationalbibliografie; detaillierte bibliografische Daten sind im Internet über https://portal.dnb.de abrufbar.

Psychiatrie Verlag GmbH
Ursulaplatz 1
50668 Köln
info@psychiatrie-verlag.de

Lektorat: Karin Koch, Köln
Umschlagkonzeption und Umschlaggestaltung: Michael Schmitz, Arnbruck, www.grafikschmitz.de, unter Verwendung eines Fotos von photosoft / shutterstock.com
Überschriften- und Autorennamenschrift sowie Illustrationen: Sandra Kaliga, Berlin
Typografiekonzeption: Iga Bielejec
Satz: Alexander Klar, Jessen
Druck und Bindung: Plump Druck & Medien GmbH, Rheinbreitbach

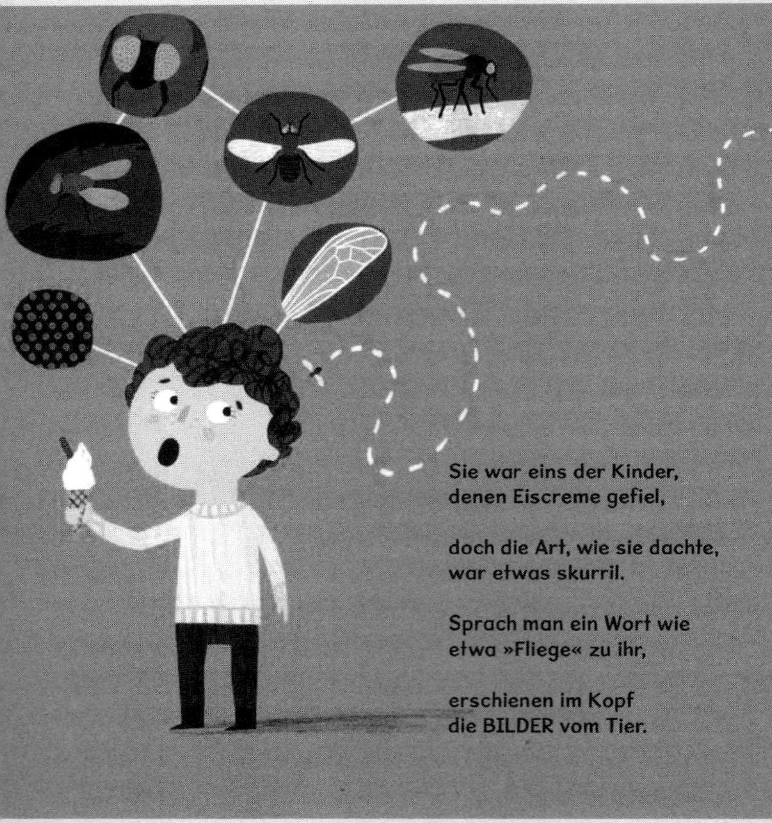

Sie war eins der Kinder,
denen Eiscreme gefiel,

doch die Art, wie sie dachte,
war etwas skurril.

Sprach man ein Wort wie
etwa »Fliege« zu ihr,

erschienen im Kopf
die BILDER vom Tier.